U0333569

心胸急重症经典病例CT分析与提高

CT Analysis and Improvement of Classic Cases of
Acute Cardiothoracic Conditions

主编　武志峰　彭泰松

科学技术文献出版社
SCIENTIFIC AND TECHNICAL DOCUMENTATION PRESS
·北京·

图书在版编目（CIP）数据

心胸急重症经典病例CT分析与提高 / 武志峰，彭泰松主编. —北京：科学技术文献出版社，2020. 11

ISBN 978-7-5189-7231-9

Ⅰ.①心… Ⅱ.①武… ②彭… Ⅲ.①心脏外科学—急性病—计算机 X 线扫描体层摄影—病案 ②胸腔外科学—急性病—计算机 X 线扫描体层摄影—病案 ③心脏外科学—险症—计算机 X 线扫描体层摄影—病案 ④胸腔外科学—险症—计算机 X 线扫描体层摄影—病案 Ⅳ.① R650.597

中国版本图书馆 CIP 数据核字（2020）第 203315 号

心胸急重症经典病例CT分析与提高

策划编辑：付秋玲 责任编辑：张凤娇 孙洪娇 责任校对：王瑞瑞 责任出版：张志平

出 版 者	科学技术文献出版社	
地 址	北京市复兴路15号 邮编 100038	
编 务 部	（010）58882938，58882087（传真）	
发 行 部	（010）58882868，58882870（传真）	
邮 购 部	（010）58882873	
官 方 网 址	www.stdp.com.cn	
发 行 者	科学技术文献出版社发行 全国各地新华书店经销	
印 刷 者	北京地大彩印有限公司	
版 次	2020 年 11 月第 1 版 2020 年 11 月第 1 次印刷	
开 本	787×1092 1/16	
字 数	432千	
印 张	21.25	
书 号	ISBN 978-7-5189-7231-9	
定 价	118.00元	

心胸急重症经典病例 CT 分析与提高

主　编：武志峰（山西白求恩医院）
　　　　彭泰松（大同市第三人民医院）
副主编：（按姓氏拼音排序）
　　　　鄂林宁（山西白求恩医院）
　　　　郭　兴（长治医学院附属和平医院）
　　　　郭东强（山西白求恩医院）
　　　　乔　英（山西医科大学第一医院）
　　　　唐笑先（山西省人民医院）
　　　　王晋君（运城市中心医院）
　　　　许志高（大同市第三人民医院）
编　者：（按姓氏拼音排序）
　　　　曹玉娟（山西白求恩医院）
　　　　杜　静（山西白求恩医院）
　　　　李　波（运城市中心医院）
　　　　李　超（山西医科大学第一医院）
　　　　李　菲（山西省人民医院）
　　　　李东春（大同市第三人民医院）
　　　　李海斌（运城市中心医院）
　　　　孟辉强（山西白求恩医院）
　　　　孙　栋（山西白求恩医院）
　　　　王　凯（山西白求恩医院）
　　　　王荣华（山西白求恩医院）
　　　　吴　山（山西白求恩医院）
　　　　杨　鹏（山西白求恩医院）
　　　　张　娜（山西白求恩医院）
　　　　张利华（长治医学院附属和平医院）
　　　　赵　杰（山西省人民医院）
　　　　赵丽丽（大同市第三人民医院）
　　　　朱建平（长治医学院附属和平医院）

扫码学习

目录

病例 1 ·· 1

病例 2 ·· 7

病例 3 ·· 13

病例 4 ·· 19

病例 5 ·· 23

病例 6 ·· 31

病例 7 ·· 39

病例 8 ·· 43

病例 9 ·· 49

病例 10 ··· 55

病例 11 ··· 61

病例 12 ··· 67

病例 13 ··· 73

病例 14 ··· 79

病例 15 ··· 85

病例 16 ··· 89

病例 17 ··· 95

病例 18 ··· 99

病例 19 ··· 105

病例 20 ··· 111

病例 21 ··· 115

病例 22 ··· 119

病例 23 ··· 125

病例 24 ··· 129

病例 25 ··· 133

病例 26 ··· 139

病例 27 ··· 145

病例 28 ··· 151

病例 29 ··· 155

病例 30 ……………………………………………………………………………… 161

病例 31 ……………………………………………………………………………… 167

病例 32 ……………………………………………………………………………… 173

病例 33 ……………………………………………………………………………… 179

病例 34 ……………………………………………………………………………… 183

病例 35 ……………………………………………………………………………… 189

病例 36 ……………………………………………………………………………… 195

病例 37 ……………………………………………………………………………… 201

病例 38 ……………………………………………………………………………… 207

病例 39 ……………………………………………………………………………… 213

病例 40 ……………………………………………………………………………… 219

病例 41 ……………………………………………………………………………… 223

病例 42 ……………………………………………………………………………… 229

病例 43 ……………………………………………………………………………… 235

病例 44 ……………………………………………………………………………… 239

病例 45 ……………………………………………………………………………… 245

病例 46 ……………………………………………………………………………… 249

病例 47 ……………………………………………………………………………… 253

病例 48 ……………………………………………………………………………… 261

病例 49 ……………………………………………………………………………… 269

病例 50 ……………………………………………………………………………… 275

病例 51 ……………………………………………………………………………… 281

病例 52 ……………………………………………………………………………… 287

病例 53 ……………………………………………………………………………… 293

病例 54 ……………………………………………………………………………… 297

病例 55 ……………………………………………………………………………… 301

病例 56 ……………………………………………………………………………… 305

病例 57 ……………………………………………………………………………… 309

病例 58 ……………………………………………………………………………… 313

病例 59 ……………………………………………………………………………… 317

病例 60 ……………………………………………………………………………… 321

病例 61 ……………………………………………………………………………… 327

病例

　　患者，男性，18 岁。主因误服百草枯除草剂约 20 mL，出现恶心、呕吐、头晕、咽部不适入院。图 1-1 ~ 图 1-2 为入院时胸部 CT 平扫肺窗图像，图 1-3 ~ 图 1-4 为入院第 3 天胸部 CT 复查图像。

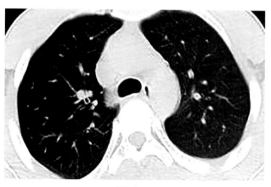

图 1-1

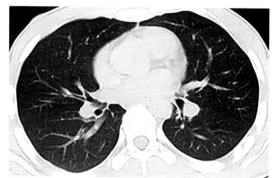

图 1-2

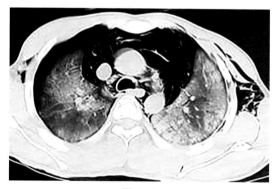

图 1-3

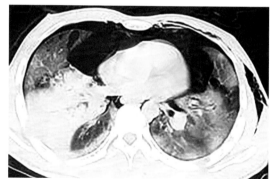

图 1-4

问题

❶ 图中有哪些异常 CT 表现？

❷ 该病例最可能的诊断是什么？诊断依据是什么？

❸ 该病例需与哪些疾病相鉴别？

病例 1 　百草枯中毒肺损伤

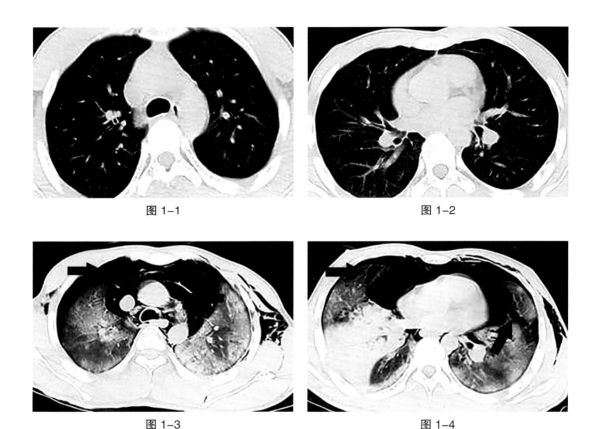

图 1-1　　　　　　　　　　　　　　　图 1-2

图 1-3　　　　　　　　　　　　　　　图 1-4

　　图 1-1～图 1-2：入院第 1 天胸部 CT 横轴位肺窗图像，双肺未见异常。图 1-3～图 1-4：入院第 3 天患者突发呼吸困难，复查胸部 CT，可见双侧气胸及纵隔积气（黑箭头），双肺出现实变及磨玻璃斑片，部分肺组织内出现肺气囊（黑箭头）

问题答案

　　❶ 图中有哪些异常 CT 表现？

（1）双肺实质内弥漫斑片状实变、磨玻璃密度影。

（2）双侧气胸、纵隔积气。

（3）双肺内多发肺气囊。

❷ 该病例最可能的诊断是什么？诊断依据是什么？

该例最可能的诊断为百草枯中毒肺损伤，诊断依据：

（1）临床病史：明确的百草枯中毒病史，且毒物摄入量大于致死量。

（2）CT征象：双肺弥漫的实变影、磨玻璃密度影，病理基础为肺泡损伤且范围不断扩大、融合，水肿液和大分子物质进入肺泡腔；肺内出现多发肺气囊、纵隔及皮下广泛气肿，病理基础为肺泡内液性渗出物不断增加，导致肺泡压力不断增大而破裂，气体进入肺间质，随后沿着血管鞘膜进入胸腔及纵隔，甚至进入颈胸部皮下，引起皮下气肿。

❸ 该病例需与哪些疾病相鉴别？

该患者属于大剂量百草枯中毒病例，于中毒3天后，出现明显的呼吸困难，复查CT显示双侧胸腔积气、纵隔积气及颈部皮下积气，双肺出现多发的高密度影及肺气囊。该表现需与胸部外伤后双肺挫裂伤，纵隔、胸腔积气鉴别，已知胸部外伤常伴有胸壁及肋骨的损伤，可结合病史进而鉴别。然而，对于病史（包括服毒史及外伤史）不详的患者，需仔细观察并分析影像学表现（包括间接表现）及其他临床资料，如病史不详或患者有意隐瞒病史时，需要与重症肺炎鉴别。百草枯中毒早期肺损伤虽主要为炎性反应，但常出现间质性及肺泡性肺水肿，鉴别诊断需综合实验室检查、疾病的发展过程与影像学征象。

拓展病例

患者口服百草枯约20 mL后出现头晕、恶心、呕吐。呕吐呈阵发性，呕吐物为黄绿色胃内容物，口咽部黏膜破溃。治疗6天后复查胸部CT，双肺胸膜下区出现弧形磨玻璃影、小叶间隔增厚，左下肺见实变影。双侧胸腔少量积液。

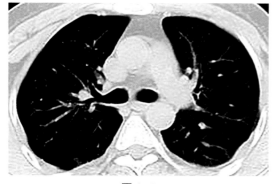

图 1-5

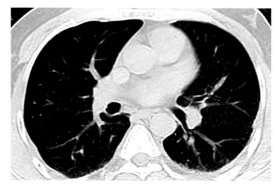

图 1-6

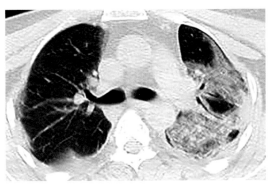 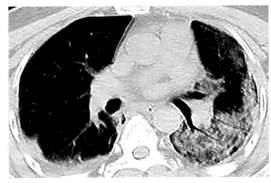

图 1-7　　　　　　　　　　　　　　　　　　　　　图 1-8

图 1-5 ~ 图 1-6：入院第 1 天胸部 CT 图像，双肺未见异常征象。图 1-7 ~ 图 1-8：入院第 6 天患者呼吸困难加重，复查胸部 CT，双肺出现大片磨玻璃密度影

知识点小结

百草枯，化学名为 1-1- 二甲基 -4-4 联吡啶阳离子盐，是一种高效的非选择性接触型除草剂，对人畜具有很强的毒性，且无特效解毒药，口服中毒后病死率极高。肺中毒机制与超氧离子的产生有关，百草枯吸收后主要蓄积于肺组织，被肺泡Ⅰ、Ⅱ型细胞主动吸取和转运，被线粒体还原酶Ⅱ、细胞色素 C 还原酶催化，产生超氧化物阴离子，造成肺泡细胞破坏，最终导致肺纤维化。早期可因肺水肿、弥漫性血管内凝血和透明膜形成等导致急性呼吸窘迫综合征；中后期仍存活的患者可因肺泡渗出物机化、成纤维细胞增生、肺泡间质增厚，发生轻重不一的肺间质纤维化。死亡患者的死因多为呼吸衰竭。

1. 临床表现

患者早期可出现恶心、呕吐、胸骨后疼痛及上腹痛等症状；随着病情进展，还可出现不同程度的呼吸系统和心、肝及肾功能受损症状。

2. CT 表现和诊断要点

百草枯中毒肺部损伤的基本病理改变包括渗出、实变、纤维化及肺结构破坏。其病变分布特点为：早期主要分布于肺外周胸膜下、双肺下叶背段及后基底段；随着时间推移及病情进展，病变范围逐渐从外向内扩展。

（1）病变早、中期，以渗出为主，包括肺纹理增多、胸膜下线、胸膜下条片状渗出、磨玻璃影及实变影等。

（2）中晚期逐渐出现纤维化，表现为局限性索条，多发网格及蜂窝征等肺间质纤维化征象，并可继发牵拉性支气管扩张。

（3）重症患者可出现气胸、纵隔及皮下气肿；还可出现心包积液以及合并其他肺部感染等。

3. 鉴别诊断

百草枯中毒早期肺损伤主要为炎性反应，出现间质性及肺泡性肺水肿，CT 表现为支气管血管束增粗、磨玻璃密度影及肺间质异常。而肺炎的影像学表现为含空气支气管征的肺实变。

病例 2

患者，男性，54岁。主因腹部挤压伤、下肢软组织损伤就诊，入院4天后出现发热、寒战、咳嗽、气促及胸痛症状，精神状态差，病情进展迅速。

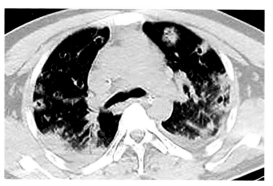

图 2-1

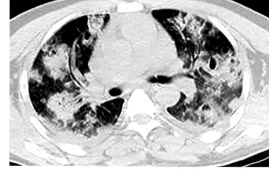

图 2-2

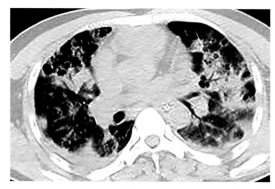

图 2-3

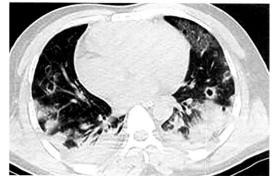

图 2-4

问题

❶ 图中有哪些异常 CT 表现？

❷ 该病例最可能的诊断是什么？诊断依据是什么？

❸ 该病重要的影像学征象是什么？还可见于其他哪些疾病？

❹ CT 征象形成的机制是什么？

7

病例 2　金黄色葡萄球菌肺炎

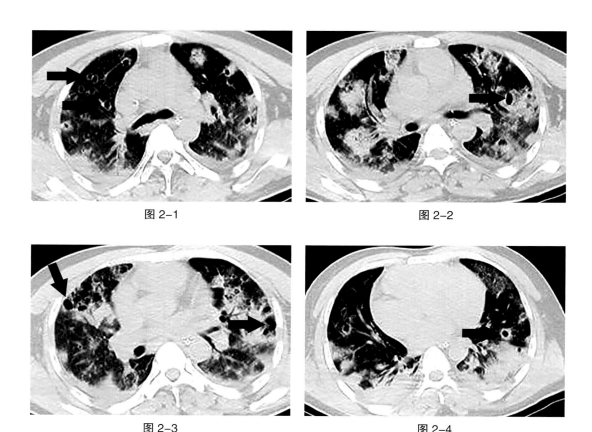

图 2-1　　　　　　　　　　　　　　　　　图 2-2

图 2-3　　　　　　　　　　　　　　　　　图 2-4

图 2-1 ~ 图 2-4：CT 横轴位肺窗图像，双肺可见散在分布的多发结节及斑片状密度增高影，病变几乎涉及双肺各叶、段，以肺野外周及基底段为著。双肺中上叶可见多发肺气囊（黑箭头）、结节或实变内伴空洞影，肺气囊形态各异，以右肺上叶及中叶表现明显。双侧胸腔可见少量积液

患者 3 天后病情明显加重，胸部 CT 复查图像如下（图 2-5 ~ 图 2-6）。

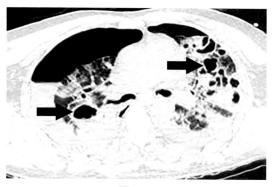 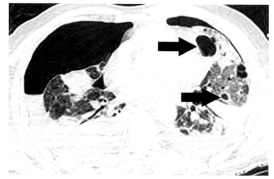

图 2-5   图 2-6

图 2-5 ~ 图 2-6：双肺实变范围扩大，双侧胸腔新发液气胸，双肺受压膨胀不全，肺内可见多发气囊（黑箭头）

问题答案

❶ 图中有哪些异常 CT 表现？

（1）双肺内多发随机分布的结节状密度增高影，结节边缘模糊，部分伴晕征。

（2）双肺多发实变，以胸膜下分布为主，部分呈楔形。

（3）双肺内局部呈磨玻璃斑片，并可见小叶间隔增厚。

（4）双肺多发肺气囊，囊腔壁厚薄各异，部分为结节伴囊腔，部分为实变伴囊腔，多数囊腔单独存在，个别呈簇状、蜂窝状改变。肺气囊以胸膜下分布为主。

❷ 该病例最可能的诊断是什么？诊断依据是什么？

该病例最可能的诊断为金黄色葡萄球菌肺炎，诊断依据：

（1）CT 表现：双肺弥漫多发密度增高影及实变，病灶呈随机分布，提示血源性途径入肺；结节周围伴晕征提示炎性渗出改变；肺气囊的出现是金黄色葡萄球菌肺炎的特征性影像学表现。

（2）临床症状：有发热、咳嗽、咳痰等炎症性病变的临床表现。

（3）胸部 CT 动态观察，见病变发展迅速、进展快，符合金黄色葡萄球菌肺炎的改变。

❸ 该病重要的影像学征象是什么？还常见于其他哪些疾病？

肺气囊是金黄色葡萄球菌肺炎的一个重要影像学征象，但非金黄色葡萄球菌肺炎独有的表现。肺气囊还可见于以下疾病：①干燥综合征；②肺淋巴管平滑肌瘤病；③肉芽肿性病变；④肺朗格汉斯细胞组织细胞增多症；⑤肿瘤肺内空洞性转移；⑥卡氏肺孢子菌肺炎等。

❹ CT 征象形成的机制是什么？

肺气囊的形成，是由于肺实质感染并炎性细小支气管壁肿胀和分泌物增多，使活瓣阻塞所致。

拓展病例

患者受凉后出现发热、流涕、咳嗽、咳痰，痰为粉红色泡沫痰。查体：双肺布满湿啰音，口唇略发绀。血常规：白细胞计数增高，红细胞沉降率（erythrocyte sedimentation rate，ESR）增快。

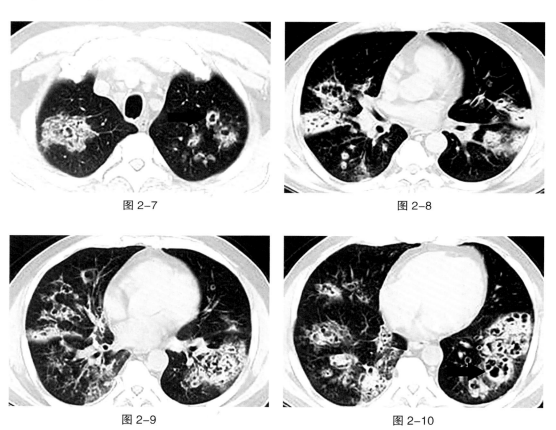

图 2-7   图 2-8

图 2-9   图 2-10

图 2-7：右肺上叶尖段可见团块状密度增高影伴多发小空洞，左肺上叶尖后段可见多发大小不等囊腔（黑箭头），壁厚。图 2-8 ~ 图 2-10：双肺可见多发沿支气管束走形的簇状空洞性病灶（黑箭头），部分可见小气液平，周围肺野可见多发小叶中心结节及树芽征

治疗 25 天后复查胸部 CT 如下（图 2-11 ~ 图 2-14）。

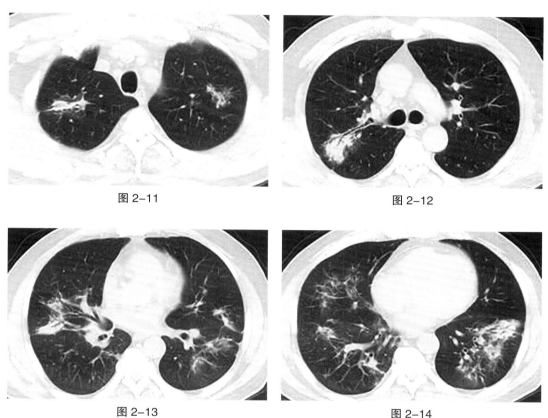

图 2-11　　　　　　　　　　　　　　　　　　　　图 2-12

图 2-13　　　　　　　　　　　　　　　　　　　　图 2-14

图 2-11 ~ 图 2-14：肺内病变与治疗前相比明显好转，出现纤维化灶

知识点小结

金黄色葡萄球菌为革兰染色阳性球菌，致病性强，可产生多种毒素和酶。金黄色葡萄球菌肺炎最突出的特点是引起肺部化脓性、坏死性炎症。金黄色葡萄球菌肺炎常发生于有基础疾病或免疫功能低下的人群，如糖尿病、艾滋病、静脉吸毒史及恶性肿瘤患者等。

1. 临床表现

该病起病急骤，临床表现较一般肺炎危重，可见寒战高热、胸痛、咳嗽、咳脓血痰，病情严重的患者可出现气促、心率加快、中毒及感染性休克等症状，甚至出现周围循环衰竭。该病病情进展迅速，预后不良，死亡率高（高达 42%）。临床确诊需从血液中、气管分泌物中或胸腔抽出的液体中检出金黄色葡萄球菌。

2. 发病机制

金黄色葡萄球菌肺炎分为原发性和继发性。鼻腔是金黄色葡萄球菌主要的定植部位，当误吸或其他原因经气道途径感染为原发性，常见于儿童、青少年。继发性常继发于其他部位感染灶或菌血症，细菌栓子经血循环至肺部引起感染，病变以多发、外周性分布为主，呈随机分布；常见于婴幼儿、老年人以及免疫力低下者，部分患者存在创伤、皮肤感染等病史。

3. 胸部 CT 表现

（1）气道炎性受累：双肺支气管壁增厚，小叶中心结节及树芽征。

（2）肺实质炎性浸润：双肺多发斑片状实变，病情进展病变可发生化脓性、坏死性炎症，坏死物与支气管相通排出后形成多发肺脓肿，常常为沿支气管分布的成簇状空洞，可伴液气平面。

（3）肺梗死：表现为胸膜下楔形实变，病理为菌栓，经血液循环引起远端肺小动脉栓塞所致。

（4）肺气囊征：肺气囊是金黄色葡萄球菌肺炎的一个重要影像学征象，常早期出现，呈环形，有多发、张力高等特点。肺边缘部位多见，可单独存在，也可位于结节或实变内。

（5）胸腔积液、液气胸及脓胸：是浅表部位张力性肺气囊破裂或金黄色葡萄球菌直接侵犯胸膜所致。

4. 影像学特征

（1）多样性：CT 表现多样，以上多种 CT 异常表现并存。

（2）多发性：肺内病变多发、外周性分布（总体呈随机分布）。

（3）多变性：病变可快速进展，短时间内肺浸润范围增大，肺气囊及肺脓肿灶出现、数目增加，液气胸及脓胸出现。

（4）游走性：肺内一处炎性浸润病灶消失而另一处出现。

5. 鉴别诊断

（1）该病需与可出现肺气囊征象的非炎性疾病相鉴别，如干燥综合征、肺淋巴管平滑肌瘤病、肺朗格汉斯细胞组织细胞增多症、肿瘤肺内空洞性转移等，重症感染性病变的临床症状体征及实验室检查资料是最重要的鉴别点。

（2）该病需与可出现肺气囊征象的炎性疾病相鉴别，如肺孢子菌肺炎（pneumocystis carinii pneumonia，PCP），PCP 发生于免疫力低下的人群，以艾滋病患者多见。胸部 CT 表现除肺气囊出现外，双肺弥漫多发较对称性分布的磨玻璃影也是 PCP 较有特征的影像学表现。

病例 *3*

患者，男性，33 岁。主因间断咳嗽、咳痰、胸痛伴发热 3 月余就诊。患者于 3 月前出现咳嗽，咳黄白黏痰，胸痛，伴夜间盗汗及间断发热，体温 37.5 ～ 38.2 ℃，曾自服止咳药物及抗生素治疗，症状未见明显好转。遂就诊于呼吸科，实验室检查示 ESR 增高，结核菌素试验（又称 PPD 试验）呈弱阳性。

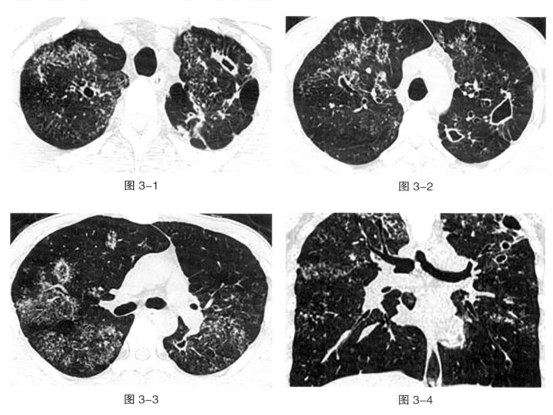

图 3-1

图 3-2

图 3-3

图 3-4

问题

❶ 图中有哪些异常 CT 表现？

❷ 该病例最可能的诊断是什么？诊断依据是什么？

❸ 图中典型的影像学征象有哪些？形成的机制是什么？

❹ 右肺上叶可见那种特征性的影像学征象？该征象还见于哪些疾病？

病例 3　继发性活动性肺结核

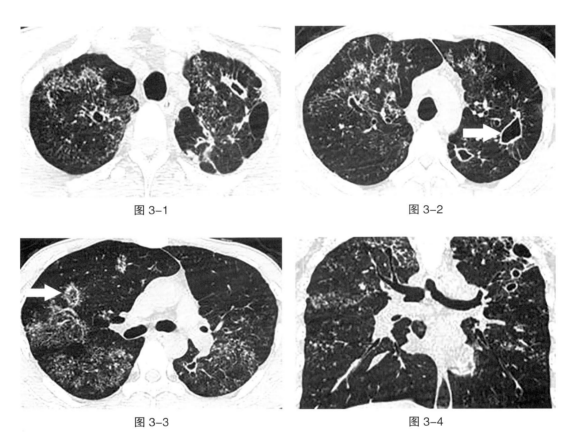

图 3-1　　　　　　　　　　　　　图 3-2

图 3-3　　　　　　　　　　　　　图 3-4

　　图 3-1 ~ 图 3-3：CT 横轴位肺窗图像，显示双肺弥漫分布的小叶中心结节及树芽征，小叶中心结节堆积成簇状，呈现不同形态，包括腺泡结节、反晕征（图 3-3 白箭头）、烟花征。左肺上叶尖后段多发空洞性病变（图 3-2 白箭头），洞壁薄且光整。图 3-4：CT 冠状位重组图像示病变以双肺上叶及下叶背段分布为主

回答问题

　　❶ 图中有哪些异常 CT 表现?

（1）双肺内弥漫分布的小叶中心结节、小树芽征及腺泡结节。

（2）支气管壁增厚，牵拉扩张、支气管血管束紊乱。

（3）多发空洞病灶，洞壁薄。

（4）多发纤维索条影。

（5）瘢痕旁肺气肿、肺大疱。

❷ 该病例最可能的诊断是什么？诊断依据是什么？

该病例最可能的诊断为继发性肺结核，考虑为活动性肺结核伴支气管播散。

（1）影像诊断依据：①多形态病变并存，包括空洞、结节、树芽征、纤维索条及卫星灶；②双肺树芽征及小叶中心结节，提示气道播散；③CT 轴位及冠状位图像显示病变以双肺上叶和下叶背段分布为主，符合继发性肺结核病变的分布特征。

（2）临床诊断依据：①咳嗽、咳痰、低热伴夜间盗汗等结核中毒症状；②普通抗生素及止咳药治疗无效；③PPD 试验呈阳性。

❸ 图中典型的影像学征象有哪些？形成的机制是什么？

（1）树芽征：表现为小叶中心结节影和分支线样影，树芽征见于 72% 的活动性肺结核病例。

（2）反晕征、珊瑚岛征或环礁征：表现为新月形（珊瑚岛征或环礁征）或者环状实变包绕磨玻璃密度影（反晕征）。肺结核反晕征环壁及中央磨玻璃密度内均可见密集小结节。

（3）烟花征：表现为成簇状堆积的小叶中央型微结节，根据局部堆积结节的多少不同，而形成晕征样、反晕征样及均匀性 3 种形态学表现。

以上 3 种征象的病理学基础，均为小叶中心及细支气管内干酪性肉芽肿增生所致，是结核经支气管播散的形态学改变。

❹ 右肺上叶可见哪种特征性的影像学征象？该征象还见于哪些疾病？

右肺上叶出现特征性的影像学征象为反晕征。其最初被认为是隐源性机化性肺炎的特征性表现，后经研究发现，反晕征亦可出现在多种感染性疾病、非感染性疾病及恶性肿瘤中。如感染性疾病中的肺结核、侵袭性肺曲霉菌病、肺孢子菌病以及非感染性疾病中的继发性机化性肺炎、肉芽肿性血管炎及结节病等，还可见于肺梗死早期。

拓展病例

拓展病例 1：患者，男性，26 岁。主因咳嗽咳痰 2 个月，伴低热、胸痛 10 天就诊。血化验 C 反应蛋白升高，胸腔积液为以单核细胞为主的渗出液，腺苷脱氨酶（adenosine deaminase，ADA）为 58 U/L。

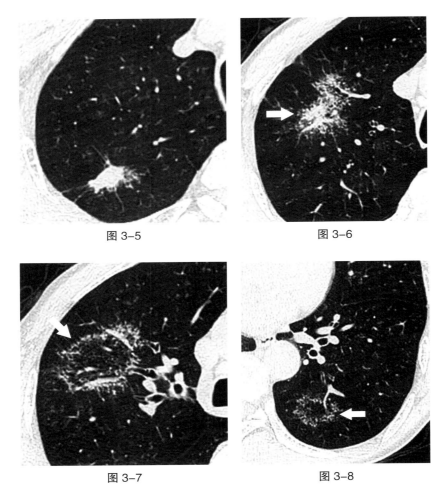

图 3-5   图 3-6

图 3-7   图 3-8

图 3-5：右肺上叶尖段可见结节状钙化灶及纤维索条影。图 3-6：右肺上叶可见成簇状堆积的呈小叶中心性分布的微结节，呈烟花征（白箭头）。图 3-7 ~ 图 3-8：右肺上叶及左肺下叶可见反晕征（白箭头），外周壁由密集小结节围绕组成，中心磨玻璃影中亦可见多发微小结节

拓展病例 2：患者，男性，47 岁。主因全身乏力就诊。伴咳嗽、咳痰、咯血，患者 4 个月前出现全身乏力，伴咳嗽、咳痰、间断咯血。近 1 个月出现发热（体温 38.0 ~ 39.0 ℃）、畏寒、体重减轻。既往有糖尿病史，血糖控制欠佳。查体：左肺可闻及湿啰音。PPD 试验呈强阳性。

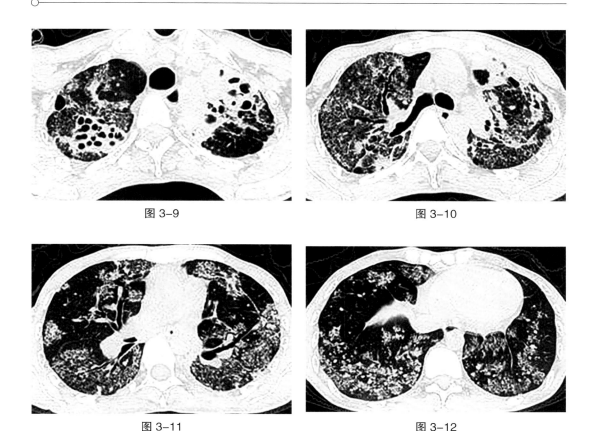

图 3-9   图 3-10

图 3-11   图 3-12

　　图 3-9 ~ 图 3-12：CT 横轴位肺窗图像，双肺上叶可见斑片样实变，内伴多发空洞，符合干酪性肺炎表现（图 3-9 ~ 图 3-10）。图 3-11 ~ 图 3-12 均可见双肺弥漫分布的粟粒样结节，以支气管束周围分布为主。双肺多发小树芽征，双肺支气管轻度扩张。多部位小气道壁轻度增厚伴小叶内间质轻度增厚，提示结核病变累及肺间质

知识点小结

　　活动性肺结核是继发性肺结核中最重要的阶段，指机体感染结核分枝杆菌后引起肺部一系列病理改变，出现一系列相关临床症状，具有传染性。因活动性肺结核的痰检阳性率不高，故影像学检查对肺内病理改变的显示尤为重要，已成为肺结核病筛查和诊断的首选检查方法。

1.临床表现

　　继发性活动性肺结核好发于成人，可有多种临床症状：呼吸系统多表现为咳嗽、咳痰、咯血，偶尔有刺激性干咳，病变广泛时可引起呼吸困难；全身症状可表现为不同程度低热（以午后潮热及夜间发热较多）、盗汗、乏力、食欲减退，偶有高热。实验室检查：

ESR 快，PPD 试验阳性；痰检抗酸杆菌阳性（但阳性率较低），血清抗结核抗体阳性。

2. 发病机制

肺结核在肺内蔓延的途径，包括结核灶局部浸润、支气管播散、淋巴道播散和血行播散。经支气管播散是继发性肺结核最主要的蔓延形式，其机制为病变侵入气道，经支气管播散到其他肺段而形成新的病灶。病理表现为细支气管壁浸润增厚扩张，腔内充满干酪样坏死物质和小叶中心的干酪坏死及实变。

3. CT 表现

（1）好发部位：继发性活动性肺结核病变好发于双肺上叶尖后段及下叶背段，常累及双肺多叶多段。

（2）反映结核气道播散的 CT 表现：①小叶中心结节；②树芽征；③腺泡结节，其基础为小叶中心结节，相互融合而成，大小接近腺泡；④烟花征、反晕征及星系征，为不同数量的结节以不同方式堆积而成。

（3）肺内实变影：病理为渗出性肺泡炎或干酪性肺炎，部分病变可合并磨玻璃密度影，病变边缘模糊，代表病变具有活动性。

（4）空洞病灶：是肺内病灶经引流支气管将干酪性坏死物排出形成，洞壁光整，病变周围多伴有卫星结节灶，提示病灶活动。

（5）间质改变：表现为小叶间隔增厚、小叶内间质增多及以气道管壁增厚为主的轴心间质增生，推测其形成原因与结核支气管播散有关。

（6）支气管壁厚、扩张。

（7）钙化、纤维化。

4. 反晕征的影像学鉴别

反晕征在不同疾病中形成的病理基础不同，故 CT 表现也有差别，如反晕征环壁及其磨玻璃病灶内可见多发结节，则提示肉芽肿性疾病，如结节病、结核；反晕征环壁光滑且较薄是机化性肺炎的主要特征，可呈游走性；若反晕征环壁较厚、环中心呈网格状伴胸腔积液，需注意真菌感染。

病例 4

患者，男性，52岁。主因乏力、呼吸困难2天入院。患者2天前进入含化学物质（主要成分为硝酸）的大油罐后出现乏力、呼吸困难，伴咽痛、流泪，并有咳嗽、咳少许黄黏痰，偶伴痰中带血及发热，最高体温达38.7℃。

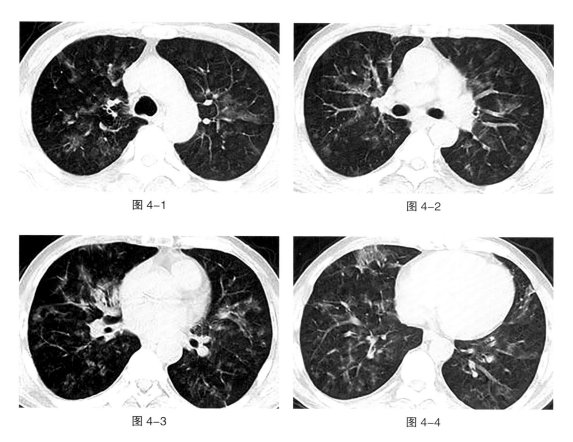

图 4-1　　　　　　　　　　　　　　　　图 4-2

图 4-3　　　　　　　　　　　　　　　　图 4-4

问题

❶ 图中病变的CT征象有哪些特点？

❷ 该病例最可能的诊断是什么？诊断依据是什么？

❸ 该病需与哪些疾病相鉴别？

病例 4 吸入硝酸气体所致的化学性肺炎

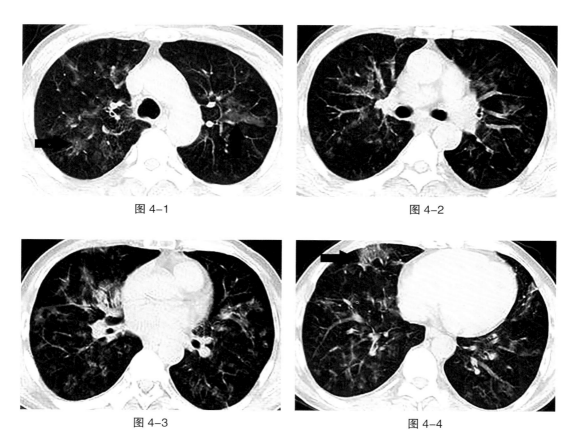

图 4-1   图 4-2

图 4-3   图 4-4

图 4-1 ~ 图 4-4：CT 横轴位肺窗图像，显示双肺基本对称、弥漫分布的斑片状实变及磨玻璃密度影（黑箭头），分布特点以支气管周围分布为主，双肺胸膜下区较少受累

问题答案

❶ 图中病变的 CT 征象有哪些特点？

（1）病变的密度特点：磨玻璃密度为主，部分区域接近实变密度。

（2）病变的分布特点：以支气管周围分布为主，双侧胸膜下区较少，局部呈树芽征；双肺分布较均匀。

❷ 该病例最可能的诊断是什么？诊断依据是什么？

该病例最可能的诊断为吸入硝酸气体导致的化学性肺炎，诊断依据：

（1）病变呈双肺弥漫性沿支气管血管束分布伴树芽征，符合气道播散性病变之特点。

（2）支气管血管束增粗、边缘模糊，伴肺内磨玻璃密度及浅薄的实变影，提示病变以渗出性改变为主。

（3）患者有明确的化学性物质吸入病史，故可诊断吸入性化学性肺炎。

❸ 该病需与哪些疾病相鉴别？

心源性肺水肿：心源性肺水肿常合并左心房增大、间质性肺水肿及实质性肺水肿等。间质性肺水肿主要表现为小叶间隔增厚。心源性实质性肺水肿表现为两肺对称性分布的磨玻璃密度、实变影，病变较小时位于次级肺小叶中央区域，较大时占满整个次级肺小叶。

知识点小结

硝酸是一种有强氧化性、强腐蚀性的无机酸，易挥发，在潮湿环境、阳光照射、受热等条件下能产生氮氧化物气体，人吸入后会出现急性刺激性气体中毒，甚至出现急性肺水肿或急性呼吸窘迫综合征。

1. 临床表现

吸入有毒气体后常有咳嗽、咳痰、呼吸困难及紫绀等表现。剧烈咳嗽可伴痰中带血或浆液性泡沫状痰。听诊双肺可闻及湿啰音及哮鸣音。严重者，可出现低氧血症，甚至进展为呼吸窘迫综合征，可伴二氧化碳潴留及代谢性酸中毒。

2. CT 表现和诊断要点

吸入硝酸气体导致的化学性肺炎，其病变的分布基本符合气道播散性病变的特点，呈双肺弥漫性、沿支气管血管束分布；病变的密度则可能随毒物浓度、总量及病程中是否伴发细菌感染等呈现从磨玻璃密度到实变密度；重症患者由于吸入毒物总量较大、浓度较高，硝酸衍生的氮氧化物气体严重损害微血管，使肺毛细血管通透性发生变化，形成急性肺水肿。

3. 鉴别诊断

需与心源性肺水肿鉴别，心源性肺水肿常见表现为淤血，上肺静脉增粗、增多，肺门增大且模糊。继而出现以小叶间隔增厚为主要表现的肺间质水肿。严重者可出现以双肺中内带渗出为主要表现的肺泡性肺水肿。

病例 5

患者，女性，29 岁。咳嗽、咳痰及发热半月余，咳嗽剧烈时感胸痛。听诊双肺呼吸音粗。既往无粉尘接触史，入住近期装修的新居 3 个月左右。

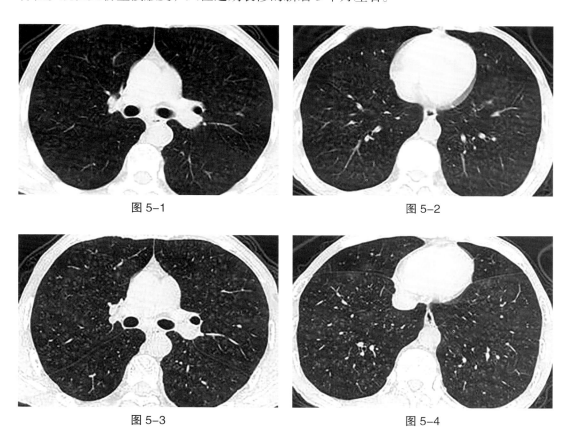

图 5-1

图 5-2

图 5-3

图 5-4

问题

① 图中有哪些异常 CT 表现？

② 该病例最可能的诊断是什么？诊断依据是什么？

③ 各种 CT 征象形成的病理学基础是什么？

④ 该病需与哪些疾病相鉴别？

病例 5 外源性过敏性肺泡炎

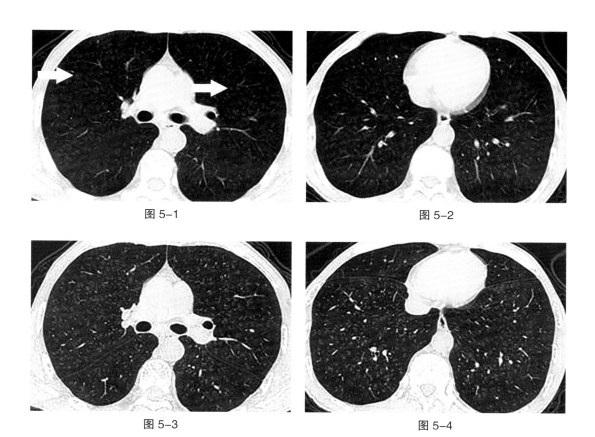

图 5-1 图 5-2

图 5-3 图 5-4

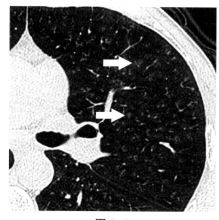
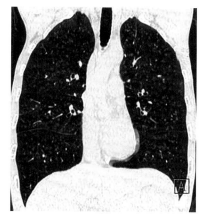

图 5-5　　　　　　　　　　　　　　　　图 5-6

图 5-1 ～图 5-2 为 CT 横轴位 5 mm 的肺窗图像，图 5-3 ～图 5-4 为 CT 横轴位 1 mm 的肺窗图像。图 5-1 ～图 5-5 显示双肺弥漫分布的小叶中心磨玻璃密度结节（白箭头），边界模糊，双肺结节分布较对称，胸膜下及肋膈角区未受累。双肺可见散在分布的小斑片状磨玻璃影。图 5-6 示 CT 冠状位重组肺窗图像见双肺病灶以中上叶分布为主

问题答案

❶ 图中有哪些异常 CT 表现？

（1）双肺弥漫分布小叶中心结节，呈磨玻璃密度，边界欠清。

（2）双肺内局部密度不均，呈马赛克征。

❷ 该病例最可能的诊断是什么？诊断依据是什么？

该病例最可能的诊断为外源性过敏性肺泡炎（亚急性期），诊断依据：

（1）临床病史：患者有入住装修新居的居住史，继而出现发热及呼吸道症状。

（2）CT 表现：双肺弥漫分布边界模糊的小叶中心结节，反映病变位于终末细支气管和呼吸性细支气管周围，提示病变与吸入相关；磨玻璃结节为炎性渗出性改变。

❸ 各种 CT 征象形成的病理学基础是什么？

（1）急性期：主要表现为双肺散在分布的磨玻璃密度小斑片，小叶中心分布，其病理学基础为肺泡内渗出，透明膜形成，中性粒细胞及嗜酸性粒细胞浸润。

（2）亚急性期：主要表现为边缘较模糊的小叶中心结节及呼气相 CT 肺充气量增高，密度下降。前者的病理学基础主要为肉芽肿形成及淋巴细胞间质浸润，后者为细胞性细支气管炎致细支气管不全阻塞所致。肺内结节较大时（直径＞1 cm），提示机化性肺炎。肺内出现较大范围楔形高密度影时，多为合并细菌感染形成的实变。

（3）慢性期：可出现网状阴影、蜂窝阴影及支气管血管束增厚，主要病理基础为肺及肺间质纤维化改变。

④ 该病需与哪些疾病相鉴别?

呼吸性细支气管炎、滤泡性细支气管炎、急性病毒感染、肺胞子菌肺炎以及尘肺,都可以表现为双肺斑片状弥漫性磨玻璃影及小叶中心结节,鉴别诊断请结合上述诊断依据。

拓展病例

拓展病例 1:患者,女性,37 岁。主因出现呼吸困难、畏寒、发热及咳嗽等症状来院就诊。卧室内床头长期放置并开启加湿器,支气管肺泡灌洗确诊为急性过敏性肺炎。脱离接触加湿器,经治疗,1 周后症状缓解,肺部阴影吸收。

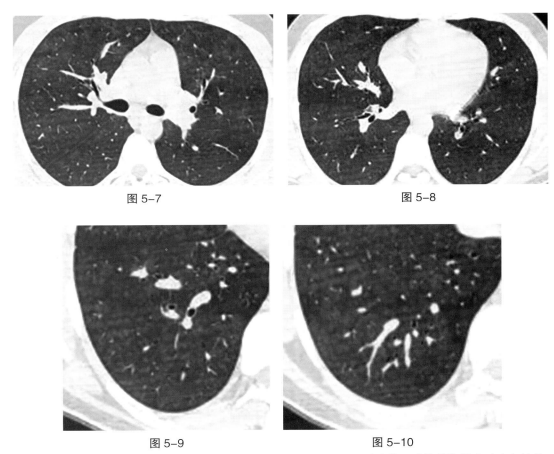

图 5-7

图 5-8

图 5-9

图 5-10

图 5-7 ~ 图 5-10 横轴位 CT 肺窗图像示双肺弥漫的粟粒样或腺泡状、边缘模糊的小叶中心结节、磨玻璃影;双肺密度不均,局部呈马赛克灌注,可见散在斑片状透亮度增高区

拓展病例2：男性，40岁。饲养鸽子20年余，近年来出现呼吸困难伴咳嗽、咳痰，活动后明显并逐渐加重。检查可及吸气时爆裂音、杵状指，拟诊为肺心病。支气管肺泡灌洗后确诊为慢性过敏性肺炎。

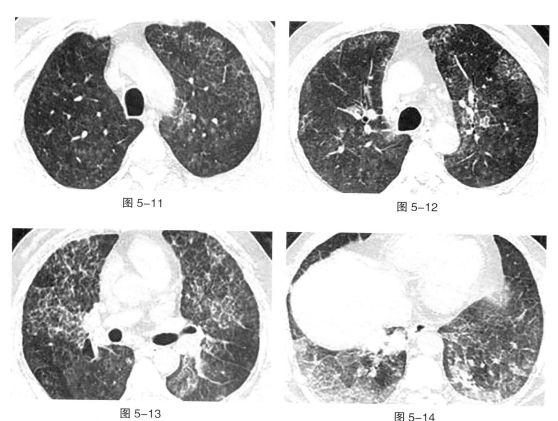

图 5-11

图 5-12

图 5-13

图 5-14

图 5-11 ～图 5-14 横轴位 CT 肺窗图像示双肺上叶多发小叶中心结节；双肺密度欠均匀，局部肺野透亮度增高；双肺弥漫分布的磨玻璃影、小叶间隔增厚及纤维索条，双肺上叶呈网格样影，提示出现间质性改变

知识点小结

外源性过敏性肺泡炎，是易感个体吸入各种抗原性有机物粒子、低分子量化学物质而引起的，由细胞和体液免疫介导的肺部炎性反应性疾病，为弥漫性间质及肺泡性疾病。

1. 临床表现

主要的临床症状包括呼吸困难、咳嗽、咳痰、发热及体重减轻。血气分析常提示低氧血症。肺功能检查显示限制性通气功能障碍及弥散功能障碍。一般有明确的环境暴露史，间歇或持续抗原暴露时间为 2 个月至 15 年。宠物爱好者（鸽子、鹦鹉、鸡、猫及狗等）、接触化学有机物者（油漆、烟雾等）、使用药物者、嗜热放线菌感染者、真菌感染者、蘑菇种植及吸烟者均可发生过敏性反应。

2. 临床分期

外源性过敏性肺泡炎可分为急性、亚急性及慢性。

（1）急性期：指接触抗原 4 ~ 48 小时后，可出现畏寒、发热、咳嗽及呼吸困难等症状，呈间断性、反复发作，脱离接触或经治疗后好转。

（2）亚急性期：指持续接触抗原 4 个月内，反复发作的呼吸困难，伴咳嗽等。

（3）慢性期：指暴露于低浓度抗原超过 4 个月甚至数年者，表现为隐匿或慢性发展的活动性呼吸困难，伴咳嗽、咯痰，还可伴有散在吸气时爆裂音、杵状指，甚至肺心病的症状及体征。

3. 外源性过敏性肺泡炎的诊断标准

（1）有明确的抗原环境暴露史。

（2）有过敏性肺炎相应的临床表现（咳嗽、呼吸困难、发热等）或脱离抗原环境暴露后病情改善。

（3）胸部影像学检查提示（双肺弥漫性磨玻璃影、斑片影、小叶中心性结节影、马赛克征及网格影或伴蜂窝肺）。

（4）肺功能检查提示限制性肺通气功能障碍和弥散功能障碍。

（5）支气管肺泡灌洗液检查提示淋巴细胞增高和 / 或组织病理学检查提示非坏死性肉芽肿、淋巴滤泡性细支气管炎以及间质性肺炎等，同时除外结节病、结缔组织病继发的肺间质改变、特发性肺纤维化等疾病。

4. 过敏性肺泡炎的 CT 表现

（1）急性期由于大量的抗原性物质的吸入，引起肺泡壁和呼吸性细支气管管壁水肿，大量炎性细胞浸润。胸部 CT 可表现为双肺斑片状或弥漫性磨玻璃密度影，也可出现弥漫性分布的小叶中心结节影，结节边缘模糊。

（2）亚急性过敏性肺炎的 CT 表现与急性期表现有一定的重叠，包括：双肺斑片状或弥漫性磨玻璃影、边界不清的小叶中心结节、马赛克灌注、肺外围斑片状低密度空气潴留影等。高分辨率 CT（high resolution CT，HRCT）提示小叶中心结节和磨玻璃影同时存在，被认为是亚急性过敏性肺泡炎较为特征性的表现。小叶范围的在吸气相上的低衰减区、血管分布减少和呼气相上的空气潴留，也被称为"奶酪头"征。

（3）慢性过敏性肺炎的主要表现是纤维化病变的出现，HRCT 表现为网格影和牵拉性支气管扩张。网格影可以呈斑片状，主要于胸膜下和支气管血管束周围分布，常以双肺上叶和中叶为主，一般不出现在肺底部。部分病例可出现蜂窝影。有研究报道，HRCT 的表现，特别是对牵拉性支气管扩张和蜂窝严重程度的表达，优于肺功能测试，可用于预测慢性过敏性肺炎患者的预后。

5. 鉴别诊断

（1）急性期主要需与肺水肿及急性血行播散型肺结核相鉴别，肺水肿的磨玻璃影常常早期即伴发小叶间隔增厚。播散型肺结核肺内结节形态、密度及分布均匀，结节的边缘一般清楚，呈随机分布。

（2）亚急性期、慢性期应与结节病、弥漫性全细支气管炎和间质性肺病相鉴别。结节病的结节为淋巴管周围性结节，伴肺门及纵隔淋巴结肿大；细支气管炎表现为小叶中心结节影，结节边缘清楚，分布在肺脏外围，常形成"树芽征"，另外还可见细支气管管壁增厚、管腔扩张及气体潴留。该病慢性期出现的纤维化需与特发性肺间质纤维化相鉴别，特发性间质纤维化主要分布于两下肺及胸膜下，该病病变分布弥漫，有研究显示肺野中央为著，且结节影在特发性肺间质纤维化中也较少见。

患者，男性，41 岁。主因胸部不适，伴咳嗽、发热 3 周余就诊。

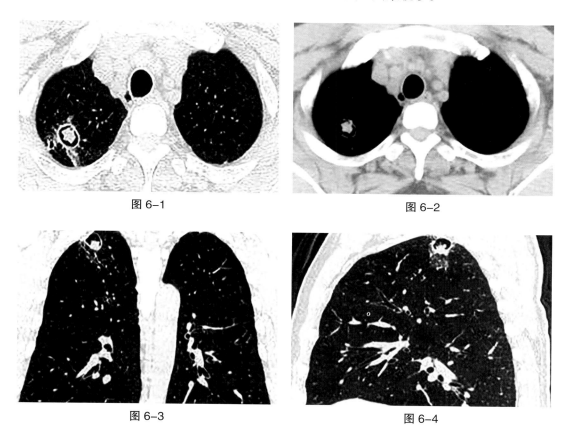

图 6-1

图 6-2

图 6-3

图 6-4

问题

① 图中有哪些异常 CT 表现？

② 该病例最可能的诊断是什么？诊断依据是什么？

③ 该病例 CT 征象形成的病理机制是什么？

④ 该病需与哪些疾病相鉴别？

病例 6 肺曲霉菌病（腐生型）

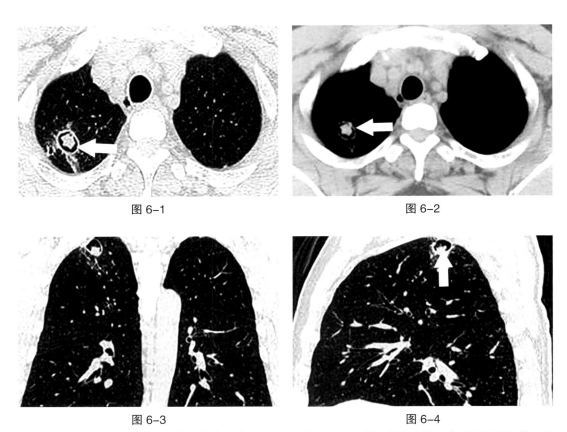

图 6-1 图 6-2

图 6-3 图 6-4

图 6-1：CT 轴位肺窗图像，右肺上叶尖段可见两个空洞性病灶，较大空洞内存在不规则结节，结节周围环有气体密度影（白箭头），小空洞内未见结节。空洞性病变周围可见斑片及索条影。图 6-2：CT 轴位纵隔窗图像，见空洞内结节为软组织密度，呈分叶状（白箭头）。图 6-3 ～图 6-4：CT 肺窗冠状位及失状位重组图像，见右肺上叶空洞，其内存在结节，周围为气体密度（白箭头），呈空气新月征

回答问题

❶ 图中有哪些异常 CT 表现？

最重要的 CT 征象是肺内存在空洞样病灶，其内可见分叶球形软组织结节，结节与洞壁间有环形气体密度，呈空气新月征。

❷ 该病例最可能的诊断是什么？诊断依据是什么？

（1）该病例最可能的诊断是：右肺上叶尖后段曲霉菌病，霉菌球形成并周围肺组织炎性改变。

（2）诊断依据：肺尖部空洞病变，壁厚且较规则，空洞周围磨玻璃渗出，空洞内结节并表现为典型的空气新月征。

❸ 该病例 CT 征象形成的病理机制是什么？

病灶内坏死物排出，曲菌在组织中繁殖、聚集，与纤维蛋白、黏液及细胞碎屑凝聚形成曲菌球。

❹ 该病需与哪些疾病相鉴别？

该病变主要需与恶性空洞相鉴别。恶性空洞的外轮廓不规则，可有分叶、毛刺棘状突起等周围型肺癌之形态学特点；洞壁厚且不规则，增强扫描血供丰富；空洞内无可随体位变化的结节及空气新月征。

拓展病例

拓展病例 1：腐生型曲霉菌病（肺曲霉菌球）。患者，男性，51 岁，糖尿病 10 年，血糖控制欠佳，胸部不适，咳痰伴间断性咯血 3 个月，偶有发热，遂来院就诊；CT 检查提示右肺上叶前段曲霉菌病，霉菌球形成。

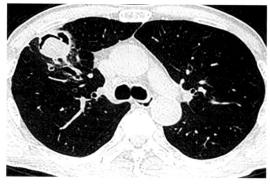

图 6-5

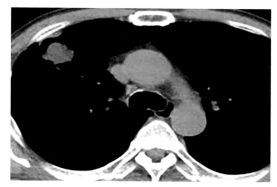

图 6-6

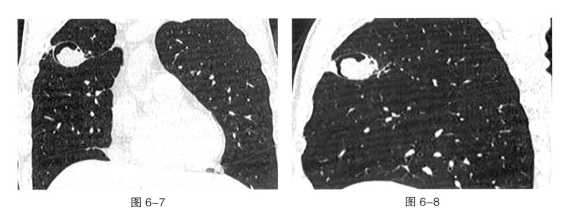

图 6-7   图 6-8

图 6-5 ~ 图 6-6：CT 轴位肺窗及纵隔窗图像。图 6-7 ~ 图 6-8：CT 肺窗冠状位及矢状位重组图像。右肺上叶可见薄壁空洞，空洞内霉菌球形成并空气半月征，空洞近端支气管壁厚扩张，空洞外周见小片状略高密度影，邻近胸膜增厚

拓展病例 2：变态反应性支气管曲霉菌病。患者，女性，48 岁，过敏性鼻炎 10 年余。发作性喘息、咳嗽 10 年，加重 7 个月，咳嗽咳痰伴胸痛 1 月余。实验室检查：嗜酸性粒细胞数 0.71×10^9/L（0.02 ~ 0.52）；嗜酸性粒细胞 % 12.4%（0.4 ~ 0.8）。

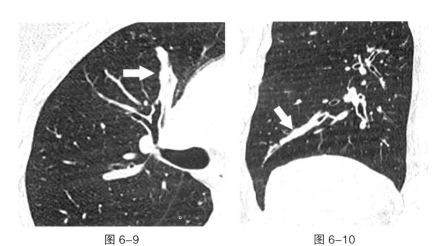

图 6-9   图 6-10

图 6-9 ~ 图 6-10：CT 轴位肺窗图像，见双肺支气管壁厚，右肺上叶前段支气管及右肺下叶基底段支气管腔内可见条柱状高密度痰栓填充（白箭头）

拓展病例 3：变态反应性支气管曲霉菌病。患者，女性，19 岁，间断咳嗽，气喘 1 年余，少量黄色黏痰；免疫球蛋白 E 3380 ng/mL；中性粒细胞 % 28.5% ↓（40.0 ~ 75.0）；嗜酸性粒细胞 % 42.7% ↑（0.4 ~ 0.8），嗜酸性粒细胞数 3.76×10^9/L（0.02 ~ 0.52）。

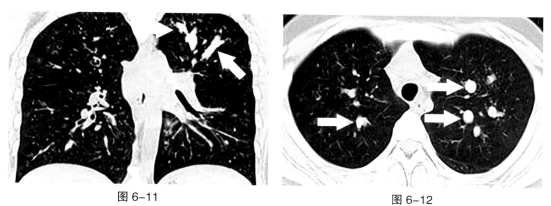

图 6-11   图 6-12

图 6-11 ～ 图 6-12：CT 肺窗冠状位及轴位图像，双肺上叶支气管腔内可见条柱状高密度痰栓填充（白箭头），双肺弥漫分布斑片状磨玻璃密度影

拓展病例 4：侵袭性肺曲霉菌病。患者，男性，30 岁，白血病。

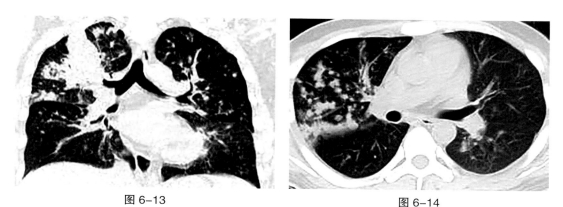

图 6-13   图 6-14

图 6-13 ～ 图 6-14：CT 肺窗冠状及轴位图像，见以右肺上叶为主沿支气管血管束分布的多发簇状结节，尖后段融合成楔形实变，尖端指向肺门

知识点小结

肺曲霉菌病是由曲霉菌侵入肺组织所引起的深部真菌感染性疾病，是临床上较为常见的肺真菌病，成为免疫抑制人群和危重病患者的主要死亡原因之一。肺曲霉菌临床分型为：①腐生型（肺曲霉菌球）；②变态反应介导的肺曲霉菌病，包括曲菌性哮喘、变应性支气管肺曲霉菌、外源性过敏性肺泡炎；③侵袭性肺曲霉菌病，包括气道侵袭性、血管侵袭性及混合型亚型。

1. 腐生型（肺曲霉菌球）

（1）通常不引起临床症状，有时可引起咯血。

（2）病理学特征：由曲菌菌丝、炎性细胞、纤维蛋白、黏液和组织碎屑等组成的球形物，寄生在肺原有空洞（如结核空洞）或空腔内（如肺囊肿）。

（3）CT 表现：①空气新月征。即空洞或空腔内的球形病灶与洞壁之间形成新月形透亮影；②球形病灶位置低。因重力作用，坏死物坠于洞或腔的背侧和下方；③球形病灶边缘光滑；④球形病灶增强扫描无强化；⑤球形病灶在洞内可随体位变化而移动。

2. 变态反应介导的肺曲霉菌病

是机体对曲霉菌抗体的过敏性反应。常在哮喘及肺囊性纤维化的基础上发生。儿童与青年人多见。

（1）临床表现：急性发作时表现为喘息、咳嗽、发热、咳白黏痰；部分患者可咯血或墨绿色胶冻样痰栓。慢性期表现为肺纤维化所致的呼吸困难、发绀、杵状指等症状。

（2）病理学特征：包括非干酪性肉芽肿和中心性支气管扩张。前者以支气管壁大量单核细胞和嗜酸性粒细胞浸润为主，淋巴细胞和浆细胞栅栏样分布。后者为受累段或亚段支气管呈囊状扩张而远端支气管正常，扩张的支气管腔内充满黏液栓。

（3）实验室检查：①外周血嗜酸性粒细胞增多；②血清总 IgE 浓度增高（ > 1000 ng/mL）；③血清抗曲霉特异性 IgE、IgG 抗体增高。

（4）CT 表现：①中心性支气管扩张。主要为段或亚段等较大的支气管，一般可累及多个肺段，通常中上肺分布多于双下肺，以囊状扩张为主，支气管壁增厚；②支气管黏液栓嵌塞。呈指套状、树枝状、棒状或 V 字形、Y 字形等，其机制是由于含菌丝的黏液栓充填于扩张的支气管内；黏液栓的密度通常较低，部分患者密度很高，甚至出现钙化，可能与黏液黏稠、钙盐或金属离子沉积及出血等有关，与慢性真菌性鼻窦炎类似；③常见其他伴随征象有小叶中心结节、树芽征、肺实变、肺不张、马赛克灌注等，考虑与黏液阻塞气道和沿气道播散有关。

（5）鉴别诊断：常与支气管扩张相鉴别。支气管扩张多见于下叶，且外周支气管扩张较多，黏液栓多为低密度。中心性支气管扩张伴高密度黏液栓形成是变态反应介导的肺曲霉菌病的 CT 特征性表现，结合患者长期哮喘的病史及血清检查可明确诊断。

3. 侵袭性肺曲霉菌病

是一种严重的肺部机遇性感染性病变。

（1）临床特征：主要发生于免疫功能低下的人群，常见原因包括血液系统疾患、器官移植、艾滋病、长期应用糖皮质激素、免疫抑制剂及慢性肝肾疾患等。是肺曲霉菌病中危害程度最高的类型，病死率高。

（2）病理学特征：①血管侵袭性肺曲霉菌病。曲霉菌经血行播散至肺部，病理改变主要为局部肺血管被菌丝堵塞，造成局部肺梗死，导致肺实质受累。②气道侵袭性肺曲霉菌病。曲霉菌孢子的大量吸入，菌丝在支气管黏膜上生长，引起急性气管－支气管炎及肺炎。

（3）CT 表现：①血管侵袭性肺曲霉菌病。a. 结节／肿块影，是最常见的影像学表现，为单发或双侧不对称多发结节或肿块，常伴晕征（肺出血）；b. 以胸膜为基底的楔形肺实变，主要与肺叶内出血和（或）肺梗塞相关；c. 中心低密度征，是由于血管阻塞导致的肺的梗死被周围肺组织的出血和炎症组织所包绕，表现为结节、肿块内出现低密度区，是空洞的前期征象；d. 空气新月征或空洞，坏死物质的排出，以及梗死中央部、黏液、菌丝的收缩。②气道侵袭性肺曲霉菌病。a. 气管支气管炎，好发于段和亚段支气管，表现为支气管管壁增厚、管腔不规则变窄；b. 细支气管炎，小叶中心结节和树芽征；c. 支气管肺炎，支气管周围实变、磨玻璃影。

4. 总结

虽然大部分病例单纯依靠影像学难以做出确切的诊断，但很多征象可以提醒我们注意真菌感染的可能性，例如：①肺内多发病灶，多样化时；②肺内多发结节和（或）空洞，伴有"晕征"时；③多发空洞病灶，尤其空洞内有内容物时；④变化迅速，出现结节和空洞时。

病例 7

患者，男性，58岁。确诊为弥漫大B细胞淋巴瘤，伴糖尿病，有高血压病史近10年，采用 R-CHOP 方案第 1 周期化疗后，出现低热、咳嗽气紧及乏力等症状。

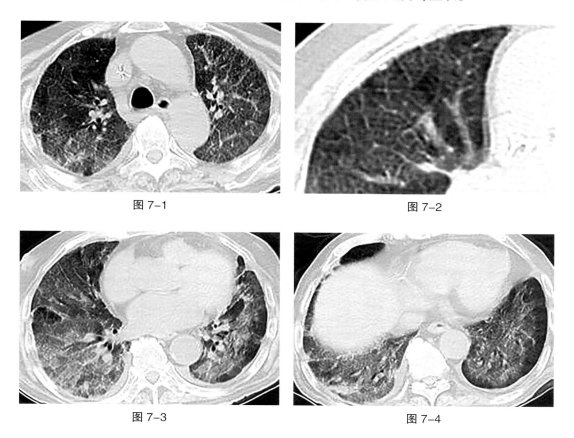

图 7-1　　　　　　　　　　　　　　　　　　图 7-2

图 7-3　　　　　　　　　　　　　　　　　　图 7-4

问题

❶ 图中有哪些异常 CT 表现？

❷ 该病例最可能的诊断是什么？ CT 征象可能与哪些病理学改变有关？

❸ 影像学对于该类病变的诊断意义有哪些？

病例 **7** 病毒性肺炎

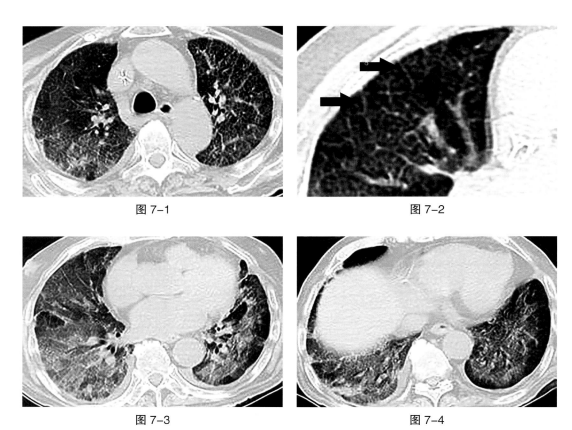

图 7-1   图 7-2

图 7-3   图 7-4

图 7-1 ~ 图 7-4：CT 横轴位肺窗图像，显示双肺弥漫分布的较高密度灶，以磨玻璃密度斑片为主。双肺广泛小叶间隔增厚（黑箭头）。双侧胸腔少量积液伴轻度胸膜增厚

问题答案

❶ 图中有哪些异常 CT 表现？

双肺弥漫分布的较高密度灶，以磨玻璃密度斑片为主，伴局限性实变、小叶间隔增厚，病变沿支气管血管束分布，在肺内分布较均匀。

❷ 该病例最可能的诊断是什么？ CT 征象可能与哪些病理学改变有关？

患者有淋巴瘤、糖尿病及肿瘤化疗病史，免疫力降低，属病毒性肺炎易感人群，入

院后血清 EB 病毒抗体滴度＞1000：1，诊断为 EB 病毒性肺炎。

病毒性肺炎的病理改变取决于病毒的毒力，可造成：①弥漫性肺泡损伤（肺泡水肿，纤维素、细胞浸润等形成的透明膜）、肺泡内出血，与肺 CT 的磨玻璃密度斑片及实变相对应；②病毒性肺炎的肺间质改变可能与间质纤维细胞、肺泡上皮细胞和内皮细胞受病毒侵犯有关。

❸ 影像学对于该类病变的诊断意义有哪些？

病毒性肺炎影像学检查的价值：①发现疾病；②显示疾病的范围；③疗效评估。

拓展病例

巨细胞病毒性肺炎。患者，男性，25 岁。主因腹胀、纳差 2 周，发热 4 天入院。入院诊断为慢性粒细胞白血病 – 加速期（Sokal 评分 1.51 分 高危组），呼吸道感染。巨细胞病毒核酸测定：3.27×10^5 copy/mL。

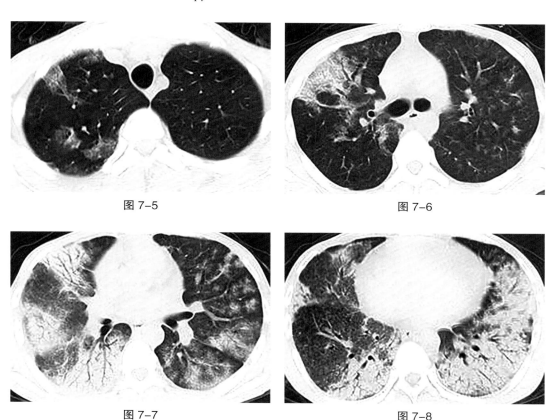

图 7-5   图 7-6

图 7-7   图 7-8

图 7-5 ～图 7-8：CT 平扫横轴位肺窗图像，见双肺弥漫分布的磨玻璃密度斑片及实变，双下肺为著

知识点小结

病毒性肺炎是由上呼吸道病毒感染，向下蔓延所致的肺部炎症。常见的病毒包括：①引起健康宿主肺炎的常见病毒为：甲、乙型流感病毒，副流感病毒，呼吸道合胞病毒和冠状病毒等。②引起免疫低下或抑制宿主（如骨髓移植、器官移植）肺炎的常见病毒为：巨细胞病毒、疱疹病毒、麻疹病毒及人腺病毒。患者可同时受一种以上病毒感染，并常继发细菌感染。

1. 临床表现

①病毒性肺炎好发于病毒疾病流行季节；②临床症状通常较轻；③起病较急，发热、头痛、全身酸痛、乏力等症状较突出；④常在急性流感症状尚未消退时，即出现咳嗽、少痰或白色黏痰、咽痛等呼吸道症状；⑤小儿或老年人易发生重症病毒性肺炎。

2. 实验室检查

①病毒性肺炎的诊断依赖于病原学诊断，包括抗原检测、血清学、核酸扩增等；②血常规白细胞计数正常、稍高或偏低，血沉通常在正常范围，痰涂片所见的白细胞以单核细胞居多，痰培养常无致病菌生长。

3. 病理机制

①单纯病毒性肺炎首先累及终末细支气管和呼吸细支气管周围肺实质，进而累及整个肺小叶；②弥漫性肺泡损伤：肺泡间隔有大量炎性细胞浸润，单核细胞为主，肺泡出血、水肿，被富含蛋白及纤维蛋白的透明膜形成，肺泡弥散距离加宽；③肺泡细胞及巨噬细胞胞质内可见病毒包涵体；④病变吸收后可留有纤维化。

4. CT 表现

①病变弥漫性不对称分布，一般不按肺叶或肺段形态分布；②支气管及细支气管壁增厚，边界不清的小叶核心结节（直径 4 ~ 10 mm 的气腔结节）；③空气潴留（细支气管炎、小气道闭塞）；④支气管周围分布的磨玻璃斑片；⑤弥漫分布的磨玻璃斑片伴小叶间隔增厚；⑥气腔实变、小叶性实变；⑦病灶动态变化快，迅速进展为弥漫病变，互相融合；⑧胸腔积液少见。

5. 鉴别诊断

细菌性肺炎：病变以肺实质病变为主，沿肺小叶、肺段或肺叶分布，病变变化相对缓慢。

病例 8

患者，女性，33 岁。主因咳嗽、咳痰、气短就诊。患者于 6 年前无明显诱因出现气短，多于劳累、受凉或闻及刺激性气体后出现，偶伴咳嗽、咳黄白黏痰，近日出现夜间憋醒、不能平卧及下地活动，伴咳嗽，咳白痰。血气分析示：pH 7.30，PCO_2 64.2 mmHg，PO_2 50 mmHg，SaO_2 85.6%。肺功能检查示 FEV1 约占预计值的 68%。

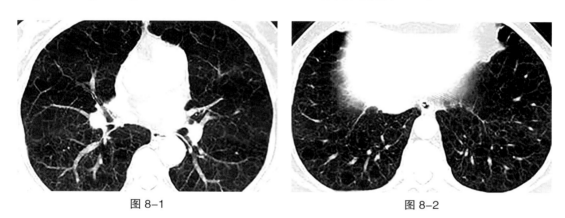

图 8-1 图 8-2

问题

① 图中有哪些异常 CT 表现？

② 该病例最可能的诊断是什么？诊断依据是什么？

③ 该病需与哪些疾病相鉴别？

病例 **8** 肺淋巴管平滑肌瘤病

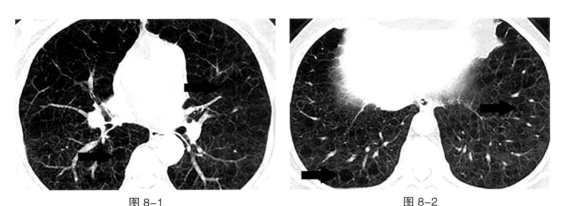

图 8-1   图 8-2

图 8-1～图 8-2：CT 横轴位肺窗图像，显示双肺弥漫多发的小囊状空腔病变（黑箭头），局部呈网格状改变，壁薄且均匀

问题答案

❶ 图中有哪些异常 CT 表现？

（1）双肺总体呈磨玻璃密度，或局部出现磨玻璃密度，肺透亮度减低。

（2）双肺部分区域出现细网格。

（3）双肺可见散在分布的空腔病变。

❷ 该病例最可能的诊断是什么？诊断依据是什么？

该病例最可能的诊断为肺淋巴管平滑肌瘤病，诊断依据：

（1）患者为育龄期女性。首发症状为气促、胸闷，呼吸困难。

（2）血气分析示 Ⅱ 型呼吸衰竭，肺功能检查示气流阻塞和弥散功能下降，FEV1 约占预计值的 68%。该患者有气胸及引流术病史。

（3）CT 表现：双肺背景总体呈磨玻璃密度，部分区域呈网格样影；双肺弥漫分布的空腔病变。

❸ 该病需与哪些疾病相鉴别？

需与肺气肿、肺朗格汉斯细胞组织细胞增多症及肺间质纤维化相鉴别。

拓展病例

拓展病例 1：患者，女性，38 岁。于 3 天前无明显诱因出现左侧胸痛，伴胸背部不适。无发热、咳嗽、咳痰、心慌及心悸等表现。

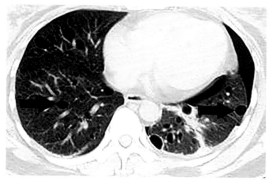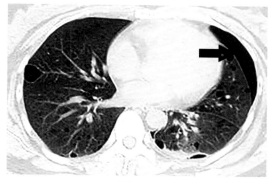

图 8-3   图 8-4

图 8-3 ~ 图 8-4：CT 横轴位肺窗图像，双肺可见多发大小不一的类圆形薄壁气囊（黑箭头），囊壁薄且均匀，病变累及肋膈角区，左侧气胸（黑箭头）并少量胸腔积液

拓展病例 2：患者，女性，46 岁。间断乏力 1 年余，加重 1 周。肺功能示：小气道功能减退，FEV1、FVC 均轻度减低，残气量、残总比升高，弥散功能减低；呼吸阻抗正常。患者有干燥综合征病史 4 年余，规律复查；30 年前曾患肺结核。

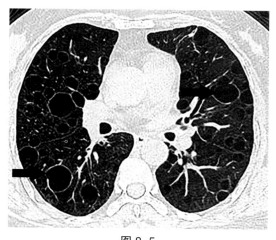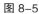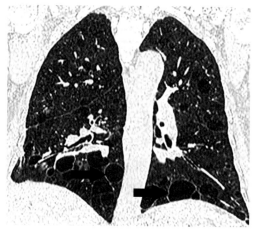

图 8-5   图 8-6

图 8-5 ~ 图 8-6：分别为 CT 横轴位及冠状位重组肺窗图像，显示双肺多发类圆形薄壁空腔病变（黑箭头），肺尖部相对较少。各空腔病变均独立存在，无融合。病变之间肺组织基本正常

知识点小结

肺淋巴管平滑肌瘤病是一种病因未明，因平滑肌异常增殖致支气管、淋巴管和小血管阻塞，呈进行性发展的全身性疾病。肺部最易受累。好发于育龄期女性。

1. 临床表现

首发症状为气促、胸闷、呼吸困难，并呈进行性加重。咳嗽较轻，干咳或有少量白色泡沫样痰。自发性气胸发生于 50% 的患者，可单侧或双侧，常反复发生。气胸发生后可突发呼吸困难及胸痛。

基本病理变化为淋巴管、小血管及小气道壁周围的平滑肌细胞增生，引起管腔狭窄与阻塞。组织内可见含铁血黄素。HMB-45 免疫组化染色阳性。LAM 细胞的细胞核雌激素受体常为阳性。

2. 发病机制

肺淋巴管平滑肌瘤病病因不明，可能与雌激素水平有关。初潮之前不发病，绝经后也罕见，为数不多的发生绝经后病例也常有补充雌激素史。该病妊娠期加重，卵巢切除后减轻。但抗雌激素治疗成效并不理想，说明淋巴管平滑肌瘤病的发病机制除与雌激素有关外，还有其他重要因素参与。

肺内多发空腔病变的形成认为是气道内平滑肌增生形成"球 – 瓣"阻塞效应引起终末气腔扩张所致。弹性蛋白酶 /α1- 抗胰蛋白酶系统的不平衡导致弹力纤维的变性可能也是原因之一。

3. CT 表现

（1）双肺多发空腔病变：其出现率几乎为 100%，多为圆形或椭圆形，囊壁薄且均匀（直径在 2 ~ 20 mm，多数小于 10 mm，囊壁厚度多小于 3 mm），囊壁间肺组织相对正常，弥漫性分布，无分布规律。血管位于囊腔周围。随着病程进展，囊状影有增大、增多趋势，部分可融合为肺大疱。

（2）双肺网格状改变：由于淋巴管水肿，小叶间隔增厚，双肺呈网格状改变。此征象多见于双肺下叶基底段，肺尖少见报道。

（3）单侧或双侧胸腔积液、气胸及液气胸。

（4）肺内磨玻璃影可见于 50% 的患者。

（5）肺内结节影仅见于 5% 左右的患者，为囊腔周围过度生长的平滑肌细胞所致。

部分患者亦可见肾脏血管平滑肌脂肪瘤、腹腔及腹膜后淋巴结肿大及腹部淋巴管肌瘤等。

4. 鉴别诊断

（1）肺气肿：为终末细支气管及其以远结构的不可逆性异常扩张。分小叶中央型、全小叶型、间隔旁型及瘢痕旁型。各型表现不一，总体表现为双肺多发的空腔病变，壁菲薄故显示欠具体。常伴支气管炎的临床表现、实验室检查资料及影像学改变。

（2）朗格汉斯细胞组织细胞增生症：该病与吸烟相关，主要表现为空腔病变伴小结节。其空腔病变形态不规则，主要分布于中上肺野，肋膈角区多不受累。

（3）肺间质纤维化：病变以双下肺周围分布为主，早期出现磨玻璃密度影，为急性期肺泡炎的表现；后期出现中心间质及外围间质增生表现，前者为支气管血管束增粗，出现界面征，后者包括小叶间隔增厚、网状影及蜂窝状影。

病例 *9*

患者，男性，22岁。3年前无明显诱因出现气短，半个月前气短加重，无咳嗽、咳痰、胸痛及咯血，1周前出现双下肢水肿、腹胀、食欲减退、尿量减少。个人史：吸烟4年，约10支/日，已戒烟1年余。

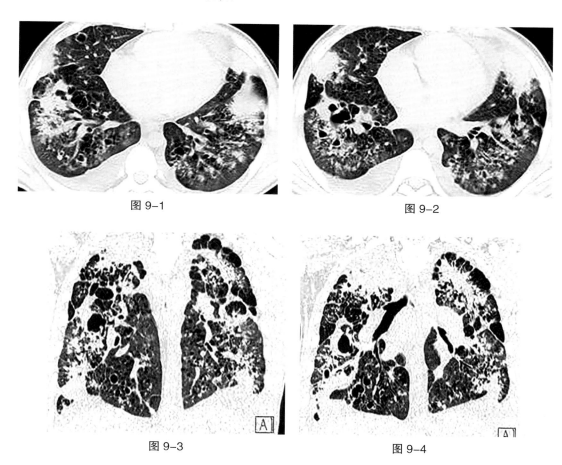

图 9-1

图 9-2

图 9-3

图 9-4

问题

① 图中有哪些异常CT表现？

② 该病例最可能的诊断是什么？诊断依据是什么？

③ 该病需与哪些疾病相鉴别？

病例 9　肺朗格汉斯细胞组织细胞增多症

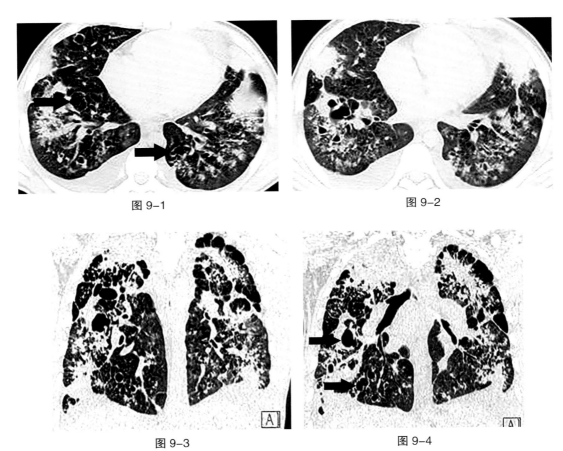

图 9-1　　　　　　　　　　　　　　　　图 9-2

图 9-3　　　　　　　　　　　　　　　　图 9-4

图 9-1 ~ 图 9-2 为 CT 横轴位肺窗图像，图 9-3 ~ 图 9-4 为 CT 冠状位重组肺窗图像。显示双肺透亮度减低，呈磨玻璃样改变，并见多发大小不等囊腔（黑箭头），部分融合，形态不规则，部分囊腔周围伴斑片状高密度灶；双肺多发形态不规则结节

问题答案

❶ 图中有哪些异常 CT 表现？

（1）双肺透亮度减低，背景呈磨玻璃密度。

（2）双肺可见多发囊腔，形态多不规则。

（3）囊腔伴多发小结节及实变。

❷该病例最可能的诊断是什么？诊断依据是什么？

该病例最可能的诊断为肺朗格汉斯细胞组织细胞增多症，诊断依据：

（1）该患者为青年男性，有吸烟史，首发症状为无明显诱因的气促；

（2）CT表现：双肺多发大小不等的囊腔，形态多不规则，囊壁厚薄不一。双肺另见多发小结节。

❸该病需与哪些疾病相鉴别？

该病需与淋巴管平滑肌瘤病及淋巴细胞性间质性肺炎相鉴别。

拓展病例

患者，男性，67岁，自诉抽烟50余年，约40支/天。半年前因咳嗽就诊于当地医院，服用噻托溴铵喷雾剂、乙酰半胱氨酸胶囊等药物后咳嗽稍有好转。近来出现上楼喘息，夜间咳嗽加重。

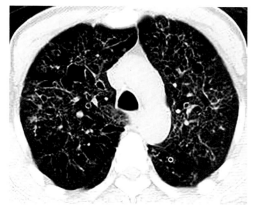 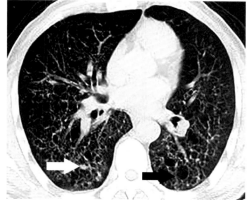

图 9-5 　　　　　　　　　　　　　　　 图 9-6

图 9-5 ～ 图 9-6：横轴位 CT 肺窗图像，见双肺多发大小不等之囊腔，部分融合，形态不规则（黑箭头），并见多发小结节（白箭头）

知识点小结

肺朗格汉斯细胞组织细胞增多症是一组病因不明，以朗格汉斯细胞在一个或多个器官增生、浸润为特点的疾病。

1. 临床表现

肺朗格汉斯细胞组织细胞增多症可以单独出现或作为全身性疾病的一部分。以中年男性多见，好发年龄为 20 ~ 40 岁，大多数有吸烟史。儿童肺朗格汉斯细胞组织细胞增多症极为罕见，通常是全身性疾病的一部分，与吸烟无关。儿童肺朗格汉斯细胞组织细胞增多症更具多克隆性，易形成肿瘤。

该病可有呼吸困难、无诱因咳嗽、乏力、发热、体重减轻、咯血及盗汗等症状，约25% 的患者可无临床症状。肺功能检查可正常，也可为阻塞性、限制性或混合性肺通气功能障碍，这与病变的持续时间、疾病的严重程度及是否合并肺气肿或大气道疾病有关。

肺朗格汉斯细胞组织细胞增多症累及的器官还包括骨骼、皮肤以及中枢神经系统。多部位受累，以儿童相对多见。骨质病变以颅骨为最常受累部位，其次为椎骨、股骨及肋骨，主要表现为受累骨出现边界清楚的溶骨性破坏，多为虫蚀样或穿凿样。骨外病变以皮肤黏膜受累最多见，常表现为顽固性湿疹及脂溢样皮疹，好发于头皮、躯干上部及四肢。中枢神经系统受累以垂体 – 下丘脑病变为主，最常见的是中枢性尿崩症。

2. 发病机制

肺朗格汉斯细胞组织细胞增多症的病因和发病机制尚不明确，吸烟是目前发现的唯一可能与发病有关的流行病学因素，绝大多数患者有吸烟史或被动吸烟史，是暴露于香烟烟雾后，朗格汉斯细胞被激活并在毛细支气管积聚导致的。这些被激活的朗格汉斯细胞吸引其他免疫细胞导致支气管壁毁损，气腔扩大，形成囊性改变。最近有研究认为，肺朗格汉斯细胞组织细胞增多症是一种炎症性、转移性肿瘤性病变，由吸烟诱导的包含促生长突变的循环组织细胞招募和增殖驱动引起。

3. 病理学

早期肺朗格汉斯细胞组织细胞增多症镜下可见以呼吸性细支气管为中心的间质性结节，这些结节由朗格汉斯细胞和嗜酸性粒细胞组成。终末期容易纤维化及囊变。囊内有时可见壁结节。

4. CT 表现

（1）肺：早期肺内囊腔可伴小结节，并进展为空洞性结节，再进展为厚壁的囊腔，最后进展为薄壁的囊腔。囊性病变之壁，厚薄不一，形态多不规则。肺朗格汉斯细胞组织细胞增多症中，囊腔（或囊腔伴结节）的大小及数量均以上叶为著。约 25% 的患者可由于胸膜下囊腔破裂导致自发性气胸，可累及双侧并可反复发作。终末期疾病的特点为肺过度充气及广泛的囊腔形成，形成终末期肺气肿。

（2）骨：表现为溶骨性改变，边缘清楚，可有骨膜反应。早期边缘无硬化，后期可有硬化（图 9-7 ~ 图 9-10）。

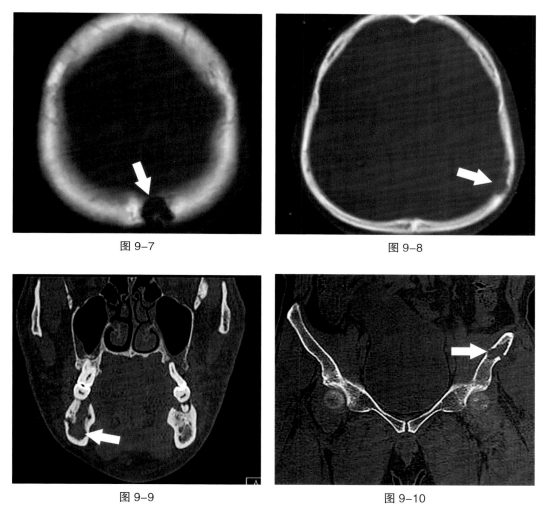

图 9-7   图 9-8

图 9-9   图 9-10

图 9-7 ~ 图 9-10：患者，男，38 岁，左髋部疼痛。CT 检查可见颅骨、下颌骨及左侧髂骨多发溶骨性骨质破坏（白箭头）。左髋部病灶手术病理报告：朗格汉斯细胞组织细胞增多症（骨嗜酸性肉芽肿）

（3）颅骨：为 1 ~ 4 cm 大小的溶骨性病变，呈"穿凿样"、特征性的斜面样边缘（由于内板和外板不同程度受累），在溶骨性病变的中心可有由残存骨组成的纽扣样死骨。

（4）脊柱：呈"扁平椎"或"银币样"表现。

（5）长骨：为骨干的溶骨性病变。

（6）下颌骨 / 上颌骨：呈"悬浮牙"，即牙齿被溶骨性病变包围。增强扫描后可见病灶明显强化。

5. 鉴别诊断

（1）肺淋巴管平滑肌瘤病：表现为双肺弥漫分布的薄壁圆形囊腔，并有肋膈角受累，囊腔大小及形态较一致，少数患者合并气胸。该病几乎只发生在育龄期妇女。可伴结节性硬化综合征。

（2）淋巴细胞性间质性肺炎：囊腔的数量较淋巴管平滑肌瘤病或组织细胞增多症少，常十几个或更少。囊腔以下叶分布为主，血管常与囊壁伴行，多见于女性患者，常见于干燥综合征、胶原血管病及免疫抑制患者。

（3）Birt-Hogg-Dube 综合征：是一种以肺囊腔，分布在脸、颈部、躯干上部的纤维卵泡瘤及从嗜酸粒细胞瘤到肾细胞癌的肾肿瘤为特征的少见常染色体显性遗传病。囊腔壁薄，多位于胸膜下，可呈圆形或透镜状，较淋巴管平滑肌瘤病、肺朗格汉斯细胞组织细胞增多症或淋巴细胞间质性肺炎的囊肿大，以中下肺部分布为主，可导致气胸。

患者，男性，32 岁。主因活动后气短 2 年，加重 7 月余入院；既往吸烟 10 余年，约 40 支 / 日。入院后完善结核、流感、风湿系列、HIV、真菌等相关检查均未见异常，给予"激素 + 复方磺胺甲基异恶唑"抗感染治疗，咳嗽、咳痰略有减轻，气短无改善。患者口唇发绀，双侧颊黏膜可见白斑。

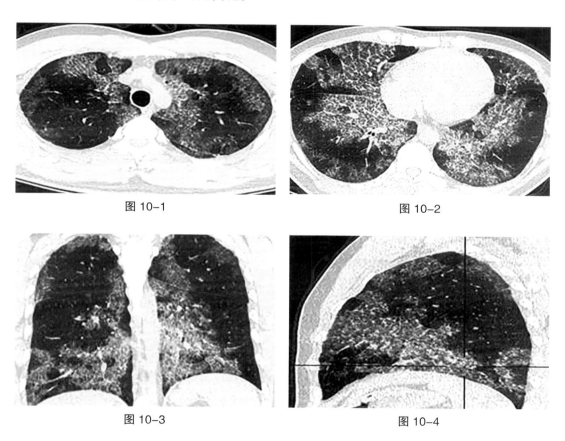

图 10-1   图 10-2

图 10-3   图 10-4

问题

① 图中有哪些异常 CT 表现？

② 该病例最可能的诊断是什么？诊断依据是什么？

③ 有哪些疾病可出现与图中类似的 CT 表现？

肺泡蛋白沉积症

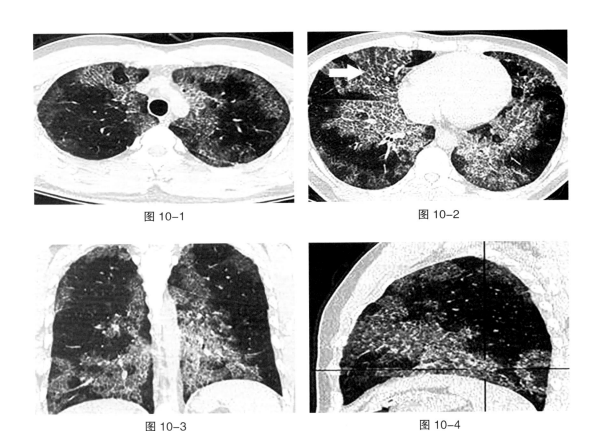

图 10-1   图 10-2

图 10-3   图 10-4

图 10-1 ~ 图 10-2：CT 平扫可见双肺弥漫分布磨玻璃斑片，伴光滑的小叶间隔增厚（白箭头），呈"铺路石"征，磨玻璃斑片与周围肺实质分界清楚。图 10-3 ~ 图 10-4：冠状位及矢状位肺窗重组图像，可见磨玻璃斑片呈弥漫性及多灶性"地图样"分布，无明显中心性或周围性分布上的差异

问题答案

❶ 图中有哪些异常 CT 表现？

（1）双肺弥漫分布磨玻璃斑片，其内伴有小叶间隔增厚。

（2）双肺内磨玻璃影形态不规则，与周围肺实质分界清楚。

❷ 该病例最可能的诊断是什么？诊断依据是什么？

该病例最可能的诊断为肺泡蛋白沉积症，诊断依据：

（1）患者为中青年男性，慢性进行性加重的呼吸困难及低氧血症，既往有吸烟史。

（2）抗感染治疗效果差。

（3）CT 表现为双肺弥漫分布的磨玻璃斑片，伴光滑的小叶间隔增厚，即"铺路石"征，呈地图样改变。

❸ 有哪些疾病可以出现与图中类似的 CT 表现？

（1）肺水肿：病程相对急，多伴心功能不全，可合并胸腔积液及心包积液，且治疗后消退快。

（2）弥漫性肺泡出血：临床常表现为咯血，多急性起病，早期表现为密度较高的实变或磨玻璃影，代表肺泡出血，后因巨噬细胞清除肺泡内出血，并迁移至间质，表现为小叶间隔增厚。

拓展病例

拓展病例 1：患者，女性，44 岁。2 个月前无明显诱因出现气短，起初步行数百米出现轻微气短，近日上 2 层楼即出现明显气短，不伴头晕、头痛、咯血、乏力及纳差等。就诊于当地医院，行胸部 CT 检查后，示双肺弥漫性病变，输"左氧 + 阿奇霉素"3 天，症状未见好转，复查胸部 CT 后病灶未见吸收。

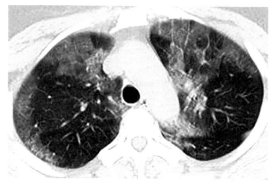

图 10-5

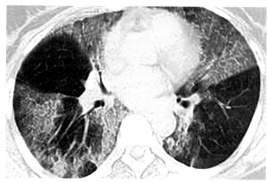

图 10-6

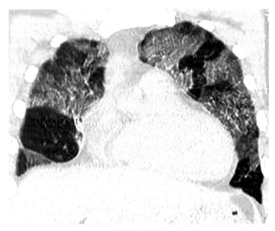 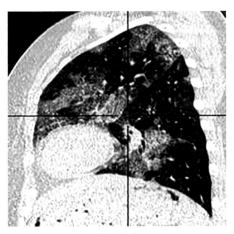

图 10-7 图 10-8

图 10-5 ~ 图 10-8：CT 平扫可见双肺斑片状磨玻璃并小叶间隔增厚，病灶与周围未受累肺实质分界清晰

拓展病例 2：患者，男性，38 岁。3 个月前无明显诱因平地行走时出现呼吸困难，伴干咳，休息后好转，给予抗感染、化痰、平喘等对症治疗，未见明显好转。既往体健，有长期吸烟史。

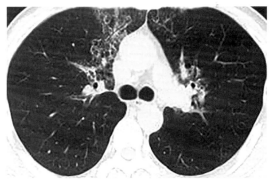 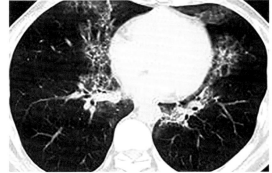

图 10-9 图 10-10

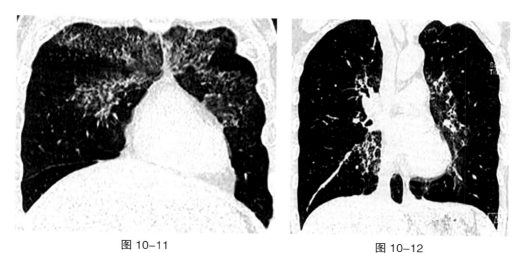

图 10-11   图 10-12

图 10-9 ～图 10-12：双肺可见网格影及斑片状磨玻璃影，病变区域内小叶间隔增厚，以纵隔胸膜下分布为主

知识点小结

1. 发病机制

肺泡蛋白沉积症发病机制尚不明确，目前主要倾向于肺泡巨噬细胞功能或成熟障碍，导致肺泡表面活性物质清除减少及其稳态破坏所致。根据肺表面活性物质在肺内累积机制的不同，肺泡蛋白沉积症主要分为先天性、继发性和自身免疫性。自身免疫性肺泡蛋白沉积症最常见，约占 90%，此类患者体内存在较高滴度的抗粒细胞 - 巨噬细胞集落刺激因子（GM-CSF）自身抗体。先天性肺泡蛋白沉积症约占 2%，主要见于新生儿，多数病例属于常染色体隐性遗传，与肺泡表面活性蛋白基因突变有关。

2. 临床特点

肺泡蛋白沉积症最早于 1958 年由 3 位病理学家 S H Rosen、Benjamin Castleman 和 A A Liebow 首先提出，故又称 Rosen- Castleman-Liebow 三氏综合征，是一种病因不明的罕见病。以肺泡腔内充填过碘酸雪夫染色阳性的细颗粒状磷脂蛋白类物质为特征，过量的磷脂蛋白样物质沉积导致患者肺通气和换气功能障碍。发病人群中男女之比为 4：1，多有吸烟史，发病年龄从几个月至 70 岁不等，约 2/3 的患者为 30 ～ 50 岁。肺泡蛋白沉积症起病隐匿，临床表现轻微，其症状亦无特异性，包括咳嗽、发热及轻微呼吸困难，临床过程呈多样性。通常临床症状轻，CT 上病变范围大。约 13% 可合并重症肺炎。

3. 实验室检查

血清学 GM-CSF 抗体试验与支气管肺泡灌洗可帮助诊断，少数需经胸活检确诊。

4. 影像学表现

HRCT 是发现和诊断肺泡蛋白沉积症有效的影像学检查方法，但其表现呈多样性。

（1）磨玻璃影和肺实变是最常见的 CT 征象，磨玻璃斑片代表肺泡内沉积的蛋白样物质及肺泡壁增厚。分布呈弥漫双侧性，多不对称，无明显中心性或周围性分布的差异。

（2）典型表现：磨玻璃密度背景下伴有光滑的小叶间隔或小叶内间隔增厚，即"铺路石"征，病变呈弥漫性或"地图样"分布，与周围正常肺组织分界清楚。

（3）少数呈不典型的结节状、网格状或高密度实变，实变区内可见小蜂窝样气囊。一般不伴有多囊状改变、支气管扩张、胸腔积液及淋巴结肿大等。

5. 鉴别诊断

（1）肺水肿：病程短，多伴心功能不全，可合并胸腔积液及心包积液，治疗后消退快。

（2）弥漫性肺泡出血：常表现为咯血，多急性起病，早期表现为实变或磨玻璃影，代表肺泡出血。后期因巨噬细胞清除肺泡内出血并迁移至间质，表现为小叶间隔增厚。

病例 11

患者，女性，42岁。间断咳嗽、咳痰3年余，于秋冬季发作，1年前无明显诱因出现活动后气短，间断发作，伴头痛、胸痛、全身肌肉疼痛及全身乏力等。近2个月，患者咳嗽、气短等症状加重，痰量较前增多，为黄白黏痰，不易咳出，头痛、胸痛、全身肌肉疼痛及全身乏力也较前加重。

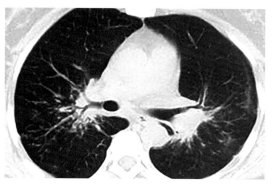

图 11-1

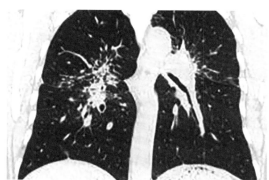

图 11-2

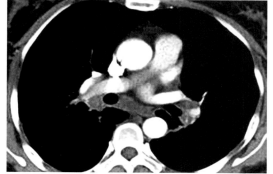

图 11-3

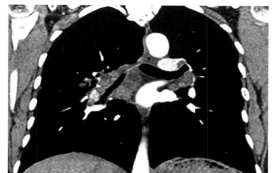

图 11-4

问题

1 图中有哪些异常CT表现？

2 该病例最可能的诊断是什么？诊断依据是什么？

3 该病需与哪些疾病相鉴别？

病例 11 结节病

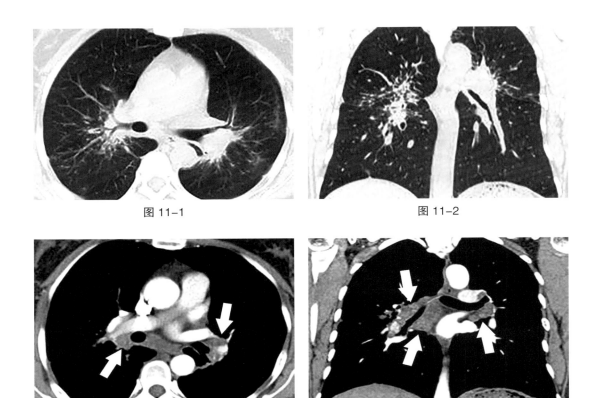

图 11-1   图 11-2

图 11-3   图 11-4

图 11-1 ~ 图 11-2：CT 轴位及冠状位肺窗图像，见双肺多发粟粒状结节，沿支气管分布，双侧支气管管壁增厚，叶间胸膜结节样增厚。图 11-3 ~ 图 11-4：增强扫描双肺门多发对称性肿大淋巴结（白箭头），密度均匀

问题答案

❶ 图中有哪些异常 CT 表现？

（1）双肺多发淋巴管周围分布结节，双侧支气管管壁增厚，近肺门处小叶间隔增厚，叶间胸膜结节样增厚。

（2）双肺门多发对称性淋巴结肿大，密度均匀，中度强化。

❷ 该病例最可能的诊断是什么？诊断依据是什么？

该例最可能的诊断为结节病，诊断依据：

（1）患者为中年女性，咳嗽、咳痰、活动后气短。

（2）双肺门多发对称性淋巴结肿大，密度均匀，中度强化。

（3）双肺多发微结节，淋巴管周围分布，小叶间隔增厚，叶间胸膜结节样增厚。

❸ 该病需与哪些疾病相鉴别？

（1）癌性淋巴管炎：患者有恶性肿瘤病史，多为肺癌，肿瘤沿淋巴管蔓延，可见结节样、不规则小叶间隔及支气管血管周围间质增厚。对应肺门淋巴结肿大伴坏死，而结节病淋巴结无坏死。

（2）尘肺：有职业接触史，结节呈小叶中心和胸膜下分布，多分布于上叶尖后段及下叶背段。

拓展病例

拓展病例 1：结节病 I 期。患者，女性，43 岁。咳嗽半个月，咳黏白痰，乏力，"头孢类药物、止咳灵"治疗期间咳嗽好转，停药后咳嗽再次加重，10 天前出现活动后气促。

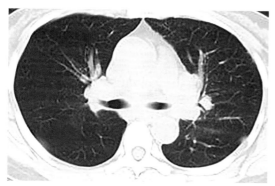

图 11-5

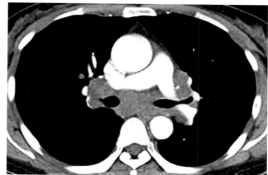

图 11-6

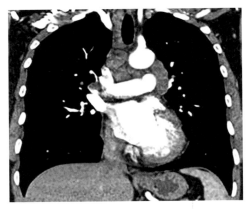

图 11-7

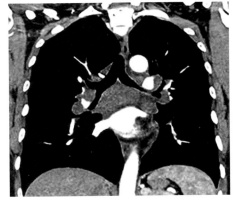

图 11-8

图 11-5：CT 横轴位肺窗图像，提示肺内未见异常。图 11-6 ～ 图 11-8：增强扫描动脉期横轴位及冠状位重组图像，显示纵隔及双肺门多发淋巴结肿大，呈对称性分布，均匀性中度强化

　　拓展病例 2：结节病Ⅳ期。患者，女性，56 岁。24 年前因发热、睫状体虹膜炎确诊为结节病，激素治疗 8 年后停药，停药后无明显不适，3 年前出现活动后气短，症状逐渐加重，伴轻度咳嗽、咳痰。2 年前出现多发皮疹。

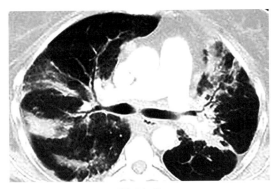

图 11-9

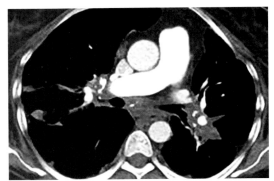

图 11-10

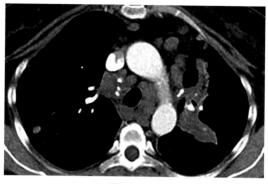
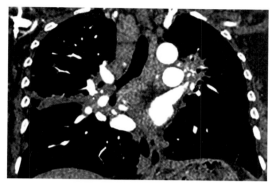

图 11-11   图 11-12

图 11-9：CT 横轴位肺窗图像，显示双肺内多发高密度斑片与索条。图 11-10 ～ 图 11-11：增强扫描动脉期横轴位纵隔窗图像，显示双肺门软组织病灶，前纵隔及中纵隔多发肿大淋巴结。图 11-12：冠状位重组图像，显示双肺门存在软组织影，并向肺实质延伸，气管周围多发淋巴结肿大，密度均匀，中度强化

知识点小结

结节病是一种原因不明的系统性疾病，为非干酪样坏死性上皮细胞肉芽肿性疾病，可累及全身多个脏器，90% 的患者有不同程度的胸部侵犯。死亡率约 5%，呼吸衰竭是死亡的主要原因。

1. 临床表现

可发生于任何年龄，多见于 20 ～ 40 岁女性。病情进展缓慢，轻者可无症状。可表现为咳嗽、呼吸困难、疲劳、盗汗、体重减轻和结节性红斑等，无症状者约 50%。临床症状与影像学表现不相称，肺部改变明显而临床症状轻微为该病的特点之一。肉芽肿病灶可自行消失或发展为纤维化。

2. 发病机制

病因及发病机制不明，近年来认为该病与 T 细胞介导的免疫反应有关。

3. 实验室检查

结节病抗原试验阳性，血管紧张素转换酶（angiotensin converting enzyme，ACE）升高，血、尿钙值升高。肺功能检查一般表现为肺活量减小和限制性通气障碍。如果出现支气管结节病，会发生阻塞性通气障碍。

4. CT 表现

（1）淋巴结改变：①淋巴结肿大。是结节病最常见的胸部 CT 表现，可见于

75% ~ 80% 的患者，常多区发生，以双肺门、主肺动脉窗、隆突下及前纵隔分布为主，增强扫描中度强化；②淋巴结钙化。检出率约为 44% ~ 53%，多见于肺门和气管旁淋巴结，钙化形态无特异性，蛋壳状钙化较多见。

（2）肺内改变：①结节影。为结节病常见的 CT 表现，见于约 77% 的结节病病例，结节直径约 0.2 ~ 1.0 cm，边缘锐利，呈淋巴管周围分布，即沿支气管血管束、小叶间隔和包括叶间裂在内的胸膜下分布，可致支气管血管束、小叶间隔、胸膜和叶间裂呈串珠样表现，少数结节位于小叶中央，结节累及全肺（常以两肺上、中部和后部为多），也可呈散在或局部分布。结节可融合成直径＞1 cm 的大结节，周围见微小结节，称"星系征"。②磨玻璃影。多为斑片状，也可呈小叶分布，为微小肉芽肿，或是活动性肺泡炎。③实变。内有充气支气管征，多伴多发小结节。实变影也可以是融合性纤维化，此时多见于中上肺野，伴肺容积减小和支气管血管扭曲。④支气管血管束不规则增粗。邻近的结节或瘢痕使支气管血管束增粗。⑤小叶间隔增厚。⑥纤维灶形成。支气管扭曲（中央性，可表现为主支气管及上叶支气管向后移位）、蜂窝（周围性）、线状影（弥漫性）。⑦空气潴留。小气道因周围的肉芽肿阻塞所致。

结节病分期：0 期，胸部 CT 未见明显异常；Ⅰ期，肺内无异常表现，双侧肺门淋巴结有肿大；Ⅱ期，肺内有弥漫性病变，同时有肺门淋巴结肿大；Ⅲ期，肺内有弥漫性病变，淋巴结不肿大；Ⅳ期，肺内出现广泛纤维化。

病例 *12*

患者，女性，23岁。间断胸闷 1 年余，症状轻微。5 天前无明显诱因出现活动后气短，伴间断咳嗽、咳痰，确诊干燥综合征 2 年。

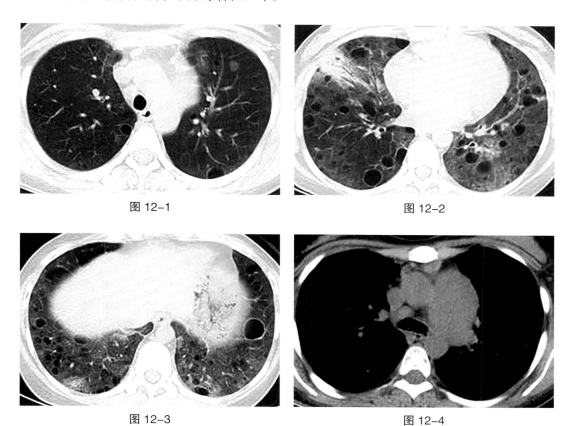

图 12-1

图 12-2

图 12-3

图 12-4

问题

1️⃣ 图中有哪些异常 CT 表现？

2️⃣ 该病例最可能的诊断是什么？诊断依据是什么？

3️⃣ 请简述肺气囊形成的机制。

4️⃣ 哪些疾病肺内可以出现类似表现？

病例 **12** 淋巴细胞性间质性肺炎

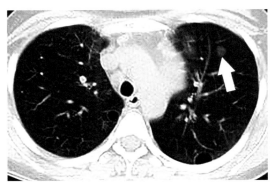

图 12-1

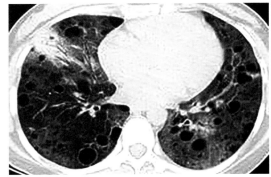

图 12-2

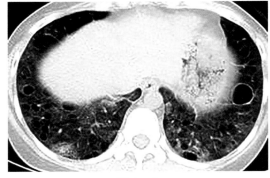

图 12-3

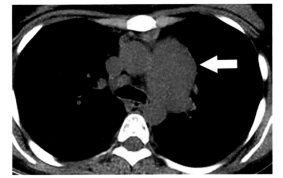

图 12-4

图 12-1 ~ 图 12-3：横轴位 CT 肺窗图像，显示肺野透亮度减低，呈磨玻璃密度，双肺中下部为著，其内可见多发类圆形薄壁气囊，依上肺、中肺及下肺呈逐渐增多趋势，肺内亦见多发磨玻璃结节（白箭头）。图 12-4：横轴位 CT 纵隔窗图像，显示纵隔淋巴结肿大，肺动脉主干增宽（白箭头）

问题答案

❶ 图中有哪些异常 CT 表现？

（1）肺野密度增高，呈磨玻璃密度。

（2）肺内多发薄壁肺气囊。

（3）肺内多发结节。

❷ 该病例最可能的诊断是什么？诊断依据是什么？

该病例最可能的诊断为淋巴细胞性间质性肺炎，诊断依据：

（1）患者起病缓慢，既往干燥综合征病史。

（2）双肺弥漫性磨玻璃密度，其内可见支气管血管束增粗、小叶间隔增厚。

（3）磨玻璃密度背景下，可见多发小气囊，气囊壁薄且光滑，与小叶中心性肺气肿的"无壁"气囊不同，此为该病的特征性 CT 表现。

❸ 请简述肺气囊形成的机制。

气囊形成的病理基础目前仍不明确，可能是由于细支气管周围淋巴组织浸润，引起气道狭窄、阻塞而导致空气潴留。

❹ 哪些疾病肺内可以出现类似表现？

（1）肺淋巴管平滑肌瘤病：CT 表现为双肺散在分布、大小较一致的圆形或类圆形囊腔，分布区域无规律，囊壁较薄，常不伴有结节，病变早期囊腔间肺组织正常，随着病变发展，异常增殖的平滑肌细胞可累及肺泡间隔，HRCT 表现为小叶间隔增厚，重症患者正常肺组织可消失。

（2）肺朗格汉斯细胞组织细胞增多症：HRCT 可表现为结节伴囊腔。囊腔形态不规则，主要分布在上叶，壁可厚可薄，伴发的结节可为实性或有空腔。

（3）肺气肿：分为小叶中心型、全小叶型及间隔旁型。小叶中心型肺气肿是围绕小叶中心动脉分布的多发空腔病变；全小叶型肺气肿是占据全小叶的空腔，仅剩血管、支气管等支架结构，多分布广泛；间隔旁型肺气肿为胸膜下空腔病变。

（4）金黄色葡萄球菌肺炎：CT 表现为肺段或肺叶实变，或呈小叶状浸润，可形成空洞及多发的液气囊腔。

拓展病例

患者，男性，43 岁。既往有干燥综合征病史 6 年，近 1 年来胸闷、气短，伴间断咳嗽、咳痰。

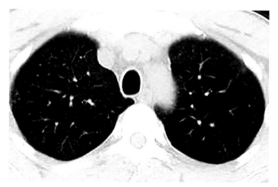

图 12-5

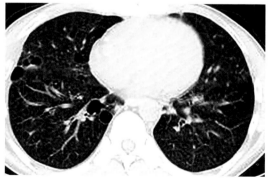

图 12-6

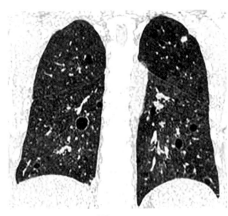
图 12-7

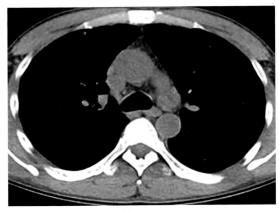
图 12-8

图 12-5 ~ 图 12-7：胸部 CT 平扫肺窗及纵隔窗图像，见双肺支气管管壁增厚，双肺密度不均匀，局部肺野呈磨玻璃改变，双肺多发类圆形薄壁气囊，双肺下部为著，双肺可见小叶中心结节及"树芽征"。图 12-8：纵隔内主肺动脉窗区可见肿大淋巴结

知识点小结

淋巴细胞性间质性肺炎是一种良性淋巴增生性疾病，其组织学特点是成熟的淋巴细胞及浆细胞呈多克隆弥漫性间质浸润。特发性罕见，常继发于其他疾病，如干燥综合征、胶原血管病及自身免疫性甲状腺疾病等。患者有患淋巴瘤的风险。

1. 临床表现

起病缓慢，常表现为进行性咳嗽、呼吸困难。可有发热、消瘦、胸痛、咯血及关节痛；双肺底听诊可闻及爆裂音；外周、纵隔淋巴结可肿大。特发性淋巴细胞性间质性肺炎极少进展为肺纤维化，故杵状指（趾）、肺部爆裂音及其他临床特征常缺如或轻微。

2. 发病机制

目前该病发病机制尚不清楚，主要有以下 3 种观点：

（1）免疫系统非特异性刺激：有学者认为，人类免疫缺陷病毒（human immunodeficiency virus，HIV）感染可刺激机体，导致淋巴细胞增生、浆细胞及网状细胞浸润。

（2）特异性 HIV 刺激：有报道称在 AIDS（获得性免疫缺损病）伴发淋巴细胞性间质性肺炎患者的支气管肺泡灌洗液中，发现有 HIV 特异性抗原和抗体存在，而其他肺部疾病或 AIDS 不伴发淋巴细胞性间质性肺炎的患者中未发现此种抗体，且用齐多夫定治疗后，肺部病变得到改善。

（3）HIV 和 EB 病毒感染的协同作用：通过对 HIV 阳性的淋巴细胞性间质性肺炎患者和非单纯 HIV 阳性不合并淋巴细胞性间质性肺炎患者的周围血液 EB 病毒血清学检查

进行比较，发现前者有 EB 病毒抗体和 EB 病毒表面抗原的特异性抗体滴定度显著升高。

3. 实验室检查

无特异性，肺功能常表现为限制性通气功能障碍伴弥散功能受损。可有免疫球蛋白产生异常，表现为多克隆高丙种球蛋白血症。支气管肺泡灌洗对淋巴细胞间质性肺炎有一定的诊断价值，淋巴细胞、CD3+ T 淋巴细胞、多克隆 CD20+ B 淋巴细胞增多提示该病。

4. CT 表现

CT 表现缺乏特征性改变，HRCT 可清晰显示病变的分布、范围和类型。

（1）最常见的表现为两侧弥漫性分布的磨玻璃斑片和模糊的小结节。

（2）磨玻璃斑片几乎见于所有患者中，呈两肺散在或弥漫性分布，对称或不对称，常伴有中轴或周围肺间质增厚，表现为支气管血管束增厚、小叶间隔及胸膜下微结节。

（3）边缘模糊的小叶中心结节，与细支气管周围淋巴细胞和浆细胞浸润有关。

（4）多发肺气囊常见，多位于小叶中心或胸膜下，伴血管贴边征，可能与细支气管周围的细胞浸润引起气道狭窄、阻塞导致空气潴留有关。

（5）其他包括蜂窝影、网状影也不少见，偶可见广泛片状实变。

5. 鉴别诊断

（1）肺淋巴管平滑肌瘤病：是一种罕见、原因不明的以进行性淋巴管、血管及细支气管平滑肌细胞异常增生为特点的疾病，可累及多系统，好发于育龄期女性。CT 表现：双肺散在分布、大小 0.2 ~ 2.0 cm 的囊腔，囊壁较薄，小叶血管位于囊腔边缘，囊腔内可含气体，也可含乳糜样物质或因肺小静脉管壁平滑肌细胞增生，引起远端肺淤血，肺泡内积血呈磨玻璃样。病变早期囊腔间肺组织正常，随着病变发展，异常增殖的平滑肌细胞可累及肺泡间隔，HRCT 表现为小叶间隔增厚，重症患者正常肺组织可消失。

（2）肺朗格汉斯细胞组织细胞增多症：是一组病因不明，以朗格汉斯细胞单器官或多器官增生、浸润为特点的疾病。儿童常为多器官受累，成人最常见于肺，90% 以上的病例是吸烟者。CT 表现：早期为双肺广泛分布位于细支气管周围的小斑片影、磨玻璃影及小结节影，小结节影可弥漫分布于小叶中心、支气管血管束旁及小叶间隔旁等，以肺外围为主，边缘模糊、不规则，直径一般 < 10 mm，结节内可呈小囊状改变，病变以中上肺野分布为主，肋膈角少见累及。中晚期，肺内纤维化程度逐步进展，出现多发形态各异的囊腔，随着囊状影的增多可呈蜂窝肺。

（3）肺气肿：是以终末细支气管远端气腔持久性扩张为特征的肺部疾病，伴肺泡壁的破坏。可分为小叶中心型、全小叶型及间隔旁型。小叶中心型肺气肿是围绕小叶中心动脉分布的多发空腔病变；全小叶型肺气肿是占据全小叶的空腔，仅剩血管、支气管等支架结构，多分布广泛；间隔旁型肺气肿为胸膜下空腔病变。

（4）金黄色葡萄球菌肺炎：是由金黄色葡萄球菌引起的急性肺化脓性炎症。常发生于有基础疾病如糖尿病、血液病、艾滋病、肝病或原有支气管肺疾病者。起病急骤，寒战高热，体温高达 39 ~ 40 ℃。CT 表现：肺段或肺叶实变，或呈小叶状浸润，可形成空洞及多发的液气囊腔。

病例 *13*

患者，女性，56岁。咳嗽、咳痰1年，伴轻度呼吸困难、全身关节酸痛、食欲下降。血常规检查：红细胞计数 3.3×10^{12}/L，血红蛋白 96 g/L，白细胞计数 13.6×10^{12}/L。风湿系列检查：抗中性粒细胞胞质抗体（antineutrophil cytoplasmic antibody，ANCA）（+），抗蛋白酶3（PR3）抗体（++）。

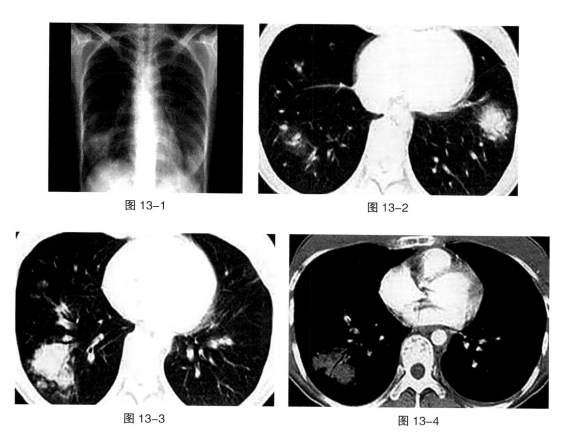

图 13-1

图 13-2

图 13-3

图 13-4

问题

❶ 图中有哪些异常CT表现？

❷ 该病例最可能的诊断是什么？诊断依据是什么？

❸ 该病例如何与肺结核相鉴别？

病例 13 肉芽肿性多血管炎

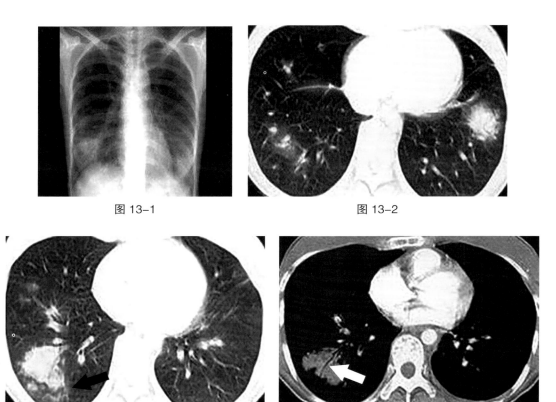

图 13-1   图 13-2

图 13-3   图 13-4

　　图 13-1：X 线正位胸片，显示两下肺多发高密度斑片，边界模糊。图 13-2 ~ 图 13-3：横轴位 CT 平扫肺窗图像，显示右肺中叶及两肺下叶多发高密度团块，周围可见"晕征"（白箭头）、结节及棘状突起。图 13-4：横轴位 CT 平扫纵隔窗图像，显示右肺下叶实性斑片，边缘毛糙，病灶内见"空气支气管征"（白箭头）

问题答案

❶ 图中有哪些异常 CT 表现？

（1）两肺下叶及右肺中叶多发境界模糊的团块影，周围见"晕征"、棘状突起。

（2）病灶内见"空气支气管征"。

❷ 该病例最可能的诊断是什么？诊断依据是什么？

该病例最可能的诊断为肉芽肿性多血管炎，诊断依据：

（1）患者为女性，56 岁。咳嗽、咳痰 1 年。

（2）风湿系列检查：ANCA（+）。

（3）两肺下叶、右肺中叶多发团块样病灶，内见"空气支气管征"。

（4）病灶边缘毛糙，可见"晕征"及棘状突起。

（5）经胸穿活检证实。

❸ 该病例如何与肺结核相鉴别？

（1）继发性肺结核，好发于青壮年，两肺上叶分布为主，病变形态多样，可包括渗出、增殖、纤维性病变及钙化灶。该病例虽为多发灶，但形态特点一致。

（2）结核球病灶呈球形，多单发，其内为干酪坏死组织，周围为纤维包膜，可伴钙化，邻近可有"卫星灶"。

拓展病例

拓展病例 1：患者，女性，34 岁。咳嗽、咳痰 1 年。

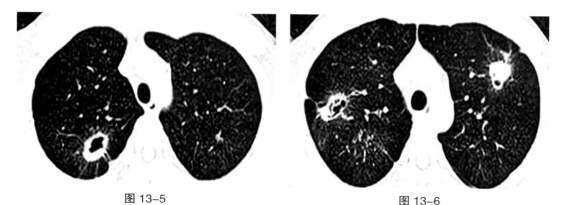

图 13-5 　　　　　　　　　　　　　　　　图 13-6

图 13-5 ～图 13-6：双肺可见多发空洞，洞壁厚薄不均，邻近可见支气管扩张，病灶边缘可见长短不一毛刺征及胸膜凹陷征。双肺内见多发囊状透亮影及微小结节

拓展病例 2：患者，男性，56 岁。间断咳嗽、咳痰 2 年，近 1 个月加重，并出现咯血、胸痛症状。

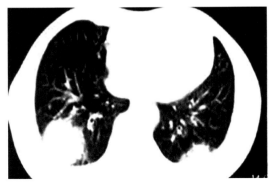
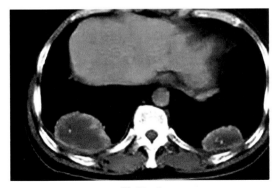

图 13-7   图 13-8

图 13-7 ～ 图 13-8：双下肺胸膜下可见类圆形肿块，密度不均匀，其中心区域呈水样密度，边缘为软组织密度，无毛刺，瘤肺界面清晰

知识点小结

1. 临床表现

肉芽肿性多血管炎，既往称为韦格氏肉芽肿。多见于成年人，男女比例约为 2：1，多数患者有发热、贫血、体重减轻，根据所累及器官不同，还可表现为鼻溃疡、鼻出血；咳嗽、胸痛及咯血；以及蛋白尿、血尿等，即"鼻－肺－肾脏"三联征。少数患者可因肾衰或肺部继发感染而死亡。

2. 发病机制

肉芽肿性多血管炎是一种原因不明，累及多个系统的坏死性肉芽肿性血管炎，目前考虑与遗传、感染和免疫因素有关，属于自身免疫性疾病。任何年龄均可发病，主要侵犯上、下呼吸道和肾脏，通常以鼻黏膜和肺组织的局灶性肉芽肿性炎症为疾病的初始阶段，进而进展为血管的弥漫性、坏死性、肉芽肿性的炎症。

3. CT 表现

（1）肺内多发结节和肿块：表现为两肺散在分布、大小不等的类圆形结节或肿块，以两肺中下野分布为主。部分结节和肿块内可见空洞，洞壁往往较厚，内缘光滑或不规则，空洞呈边缘性强化。合并感染时空洞内可形成液－气平面。结节或肿块周围一般都有较短毛刺或棘状突起，部分病灶有长毛刺并与邻近胸膜相连，表现为胸膜凹陷征。这与病理上结节周围存在大量成纤维细胞以及纤维化有关。

（2）楔形病灶：其病理基础是坏死性血管炎累及小动脉及小静脉引起的出血性肺梗死。CT 表现为肺内楔形病灶，边缘清楚或不清楚，尖端指向肺门，基底朝向胸膜，常合并胸膜增厚。

（3）肺实变：多由肺泡出血所致，磨玻璃样密度代表肺实变的早期阶段。

（4）其他少见表现，包括支气管壁增厚、管腔狭窄、溃疡和广泛细支气管周围炎等，可并发肺不张。其他表现，如肺间质浸润，胸腔积液，肺门、纵隔或锁骨下淋巴结肿大，部分病灶可见钙化，钙化主要出现在治疗后肿块的边缘，相对较少见。有时可导致气胸。

4. 鉴别诊断

（1）肺结核：①两肺上叶分布为主是肺结核的特征。②结核病灶常多发，形态、大小、性质不一，包括渗出、增殖、纤维及钙化灶。③结核球虽单发，中心为干酪样坏死、周围为纤维包膜（可伴钙化），邻近可见卫星灶。

（2）真菌性感染：真菌感染属机遇性感染，常继发于各种原因所致的免疫力低下者。①侵袭性肺曲菌病往往症状重，肺部病变进展快，早期形成空洞。②肺隐球菌病常伴发脑部病灶，出现中枢神经系统症状。

（3）结缔组织病相关性间质性肺病：继发于系统性红斑狼疮、类风湿性关节炎等结缔组织疾病，病变多呈弥漫性肺间质纤维化表现，以下肺分布为主的磨玻璃斑片及支气管血管束增粗为常见表现，早期及进展期往往无"蜂窝征"，晚期出现"蜂窝征"。

（4）血源性肺转移瘤：①转移结节大小及形态较一致，呈随机分布，无"空气支气管征"，病灶边界清晰，形态规则。②肺门、纵隔淋巴结可增大。③年龄较大，多有明确原发肿瘤史。

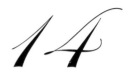

患者，男性，46岁。1个月前无明显诱因出现咳嗽、咳痰、呼吸困难，伴胸痛、乏力等症状，呼吸困难呈进行性加重，未进行诊治。3天前上述症状加重，静息状态即出现呼吸困难，伴痰中带血，可见杵状指。患者吸烟23年，1包/日。行支气管肺泡灌洗液检查，可见大量褐色素性巨噬细胞和淋巴细胞，少量浆细胞。

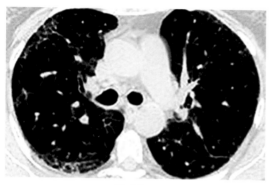

图 14-1

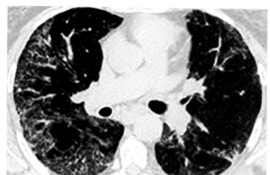

图 14-2

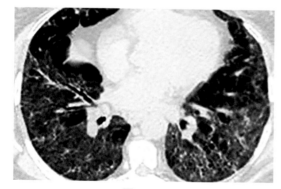

图 14-3

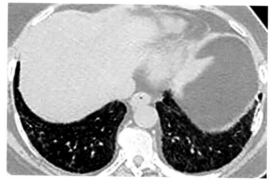

图 14-4

问题

1️⃣ 图中有哪些异常 CT 表现？

2️⃣ 该病例最可能的诊断是什么？诊断依据是什么？

3️⃣ 简述该病的病理学特征。

病例 14　脱屑性间质性肺炎

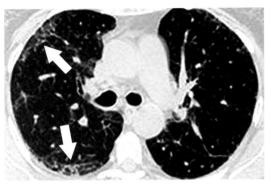

图 14-1　　　　　　　　　　　　　　　　图 14-2

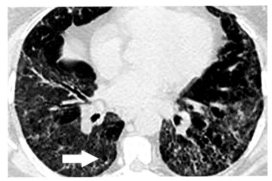

图 14-3

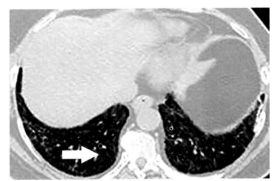

图 14-4

图 14-1 ~ 图 14-2：双肺多发磨玻璃斑片，其内可见小叶间隔增厚和"网格状"改变（白箭头），以肺外围分布为主，部分支气管壁轻度增厚。图 14-3 ~ 图 14-4：双肺对称性分布的磨玻璃斑片，以双肺外围区及基底部分布为主，受累肺区散在分布小气囊（白箭头）。病变以肺外围区分布为主，由肺底至肺尖，病变范围逐渐缩小

问题答案

❶ 图中有哪些异常 CT 表现？

双侧部分支气管壁轻度增厚，双肺近似对称性分布的磨玻璃斑片，伴有多发小囊腔及网状影，以双肺外围及基底部分布为主。无蜂窝征。

❷ 该病例最可能的诊断是什么？诊断依据是什么？

该病例最可能的诊断为脱屑性间质性肺炎，诊断依据：

（1）亚急性起病，因咳嗽、咳痰及进行性呼吸困难前来就诊，伴胸痛、乏力。

（2）患者为中年男性，有吸烟史；体格检查可闻及爆裂音，见杵状指。

（3）支气管肺泡灌洗液检查，可见大量褐色素性巨噬细胞、淋巴细胞，以及少量浆细胞。

（4）CT 表现双侧部分支气管壁增厚，以双肺外围及基底部分布为主的磨玻璃斑片，伴有少许网状影及小气囊。

❸ 简述该病的病理学特征。

脱屑性间质性肺炎的组织学特点是远端气腔大量色素性巨噬细胞聚集，肺泡间隔浆细胞浸润，肺泡内可见少许脱屑肺泡上皮细胞。病变分布较弥漫、均匀，可有轻度纤维化。

拓展病例

拓展病例 1：患者，男性，56 岁。1 个月前无明显诱因出现咳嗽、咳痰，痰液黏稠，不易咳出，伴食欲减退，进食时呛咳，不伴发热、胸痛及呼吸困难等，自行口服"琥乙红霉素片"效果差。近日上述症状逐渐加重，出现全身乏力并卧床不起，今日突发呼吸困难、口唇紫绀入院。

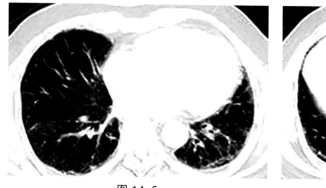 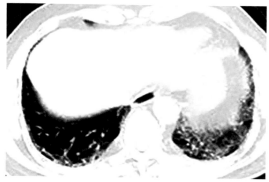

图 14-5   图 14-6

图 14-5 ~ 图 14-6：双肺下叶背侧胸膜下可见斑片状磨玻璃密度影及胸膜下线

拓展病例 2：患者，男性，63 岁。半年前无明显诱因出现咳嗽、气短、呼吸困难，无发热，不伴咳痰。1 天前呼吸困难加重，心率加快，急诊入院。查体：双下肺可闻及细湿啰音。

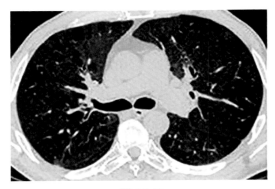 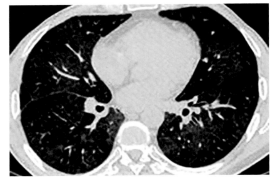

图 14-7   图 14-8

图 14-7 ~ 图 14-8：横轴位 CT 平扫肺窗，双肺可见弥漫、对称分布的磨玻璃斑片，多发肺气囊，双肺支气管壁略增厚，以及沿支气管分布的微结节，未见蜂窝状改变

知识点小结

1. 发病机制

脱屑性间质性肺炎的病因至今不明，其发病与长期吸烟有密切关系。文献报道，85% ~ 90% 的患者有长期吸烟史。此外，与其他各种无机粉尘吸入和燃烧的塑料气味吸入也有关。有学者在脱屑性间质性肺炎患者的肺泡壁细胞核内发现大量的包涵体，推测该病与病毒感染有关。部分患者发病前有呼吸道感染史，病毒也可能只是一种激发因素。也有学者认为，该病是一种自身免疫性疾病，原因是其肺泡腔、肺泡壁和间质内可见细胞浸润，主要是淋巴细胞和浆细胞，这些细胞与免疫关系密切，但这只是一种推测，尚缺乏有力证据。总之，目前多数学者认为此病与多种因素相关，长期吸烟是其重要因素。

2. 临床表现

脱屑性间质性肺炎多见于 40 ~ 50 岁人群，男女比例为 2：1；长期吸烟者占 80% ~ 90%。多为亚急性或隐袭起病，主要表现为干咳、进行性呼吸困难，少数患者可有少量黏痰或痰中带血等症状。主要体征为双肺底可闻及吸气末爆裂音（Velcro 音），部分患者有紫绀及杵状指（趾）。

3. 实验室检查

脱屑性间质性肺炎呈轻度限制性通气功能障碍，表现为肺活量及肺总量减少、肺顺应性减低，残气量正常或稍高；肺弥散功能降低；血气分析动脉血氧分压明显降低，动脉血二氧化碳分压正常或降低。

4. 影像学表现

HRCT 是该病影像学诊断的主要手段，脱屑性间质性肺炎可见弥漫分布的磨玻璃密度影，双肺分布较均匀；肺底及胸膜下可见线状及网状影。尽管脱屑性间质性肺炎偶尔可进展为纤维化，但纤维化征象（网状影、牵拉性支气管扩张及蜂窝征）轻微。在受累肺区可见散在的气囊和（或）肺气肿；脱屑性间质性肺炎也可表现为小叶中心性磨玻璃密度结节、马赛克灌注和空气潴留。呼气相 CT 可显示空气潴留征，被认为是吸烟所致的缩窄性细支气管炎的表现。

5. 鉴别诊断

（1）呼吸性细支气管炎伴间质性肺病：病灶以双肺上叶为主，可有肺气肿（小叶中央型为主）及肺大疱形成，小叶中心结节影，小叶间隔增厚，磨玻璃密度斑片等。部分学者认为脱屑性间质性肺炎为该病终末期表现。

（2）间质性肺水肿：脱屑性间质性肺炎表现为双肺对称分布的网格影或磨玻璃影，前者多位于肺底及胸膜下，伴光滑的肺小叶间隔增厚，支气管血管束增粗。但间质性肺水肿多位于双肺重力低垂部位，小叶间隔增厚更明显，动态变化快，且心源性肺水肿多伴有心脏增大和胸腔积液。

病例 *15*

患者，男性，34 岁。主因车祸外伤后胸部不适就诊。

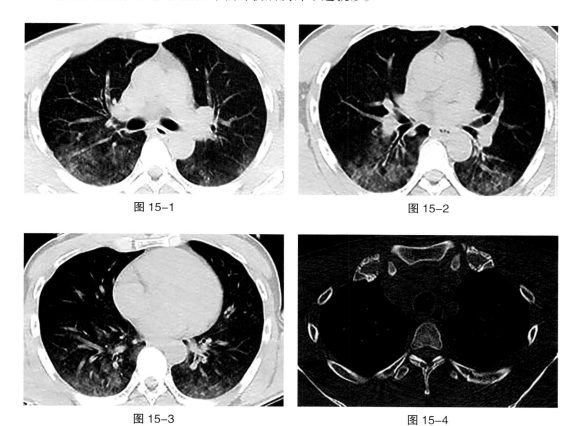

图 15-1 图 15-2

图 15-3 图 15-4

问题

❶ 图中有哪些异常 CT 表现？

❷ 该病例最可能的诊断是什么？诊断依据是什么？

❸ 该病需与哪些疾病相鉴别？

病例 15 肺挫伤

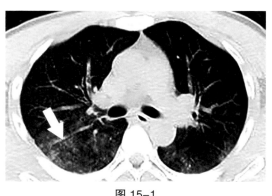

图 15-1

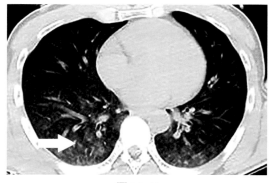

图 15-2

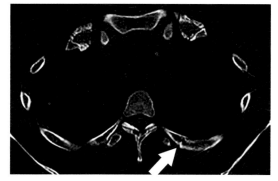

图 15-3

图 15-4

图 15-1 ~ 图 15-3：横轴位 CT 平扫肺窗图像，显示右肺上叶后段、左肺上叶尖后段及双肺下叶后基底段多发斑片状磨玻璃密度斑片影（白箭头），边界不清。图 15-4：横轴位 CT 平扫骨窗图像，显示左侧第 4 后肋连续性中断（白箭头）

问题答案

❶ 图中有哪些异常 CT 表现？

（1）右肺上叶后段、左肺上叶尖后段及双肺下叶后基底段肺野透亮度降低，可见磨玻璃密度斑片。

（2）左侧第 4 后肋骨折。

❷ 该病例最可能的诊断是什么？诊断依据是什么？

该病例最可能的诊断为肺挫伤，诊断依据：

（1）外伤病史，要细致地了解胸部外伤的部位及程度。

（2）肺内影像学表现符合外伤性改变。右肺上叶后段、左肺上叶尖后段及双肺下叶后基底段磨玻璃密度斑片考虑为外伤后渗出性改变。

（3）对应部位胸壁外伤后改变，如肋骨骨折、胸壁软组织损伤及胸腔积液等。

❸ 该病需与哪些疾病相鉴别？

需与其他可引起肺内渗出性病变之疾病相鉴别，如感染、肺泡出血等。

拓展病例

患者，男性，44 岁。车祸外伤后，急诊入院。

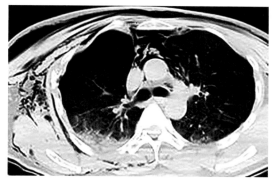 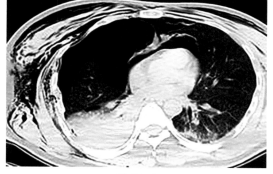

图 15-5   图 15-6

图 15-5 ~ 图 15-6：横轴位肺窗 CT 图像，纵隔及胸部皮下广泛积气，右侧液气胸，双肺上叶后段及左肺下叶挫伤，右下肺不张，右侧肋骨多发骨折

知识点小结

肺挫伤常见于胸部钝性伤，发生率占胸部钝性伤的 30% ~ 70%。肺挫伤病情复杂，预后难以一概而论，总死亡率可达 10% ~ 20%，如不及时有效地处理会发展成急性呼吸窘迫综合征，后果严重。

1. 病理生理

肺挫伤早期的病理改变主要是肺泡内出血、肺不张、肺水肿、肺实质破坏，在伤后12 ~ 24 小时内呈进行性加重。肺挫伤后的主要病理生理改变是肺的通气/血流比例失调，引起组织缺氧。外力破坏了细胞的脂质双分子层，细胞膜的通透性增加，组织液外溢，血浆自肺泡上皮膜流出，引起肺间质含水量的增加，液体聚集引起肺水肿，造成肺通气障碍。肺小血管收缩和肺间质水肿时，肺泡膜的弥散功能发生障碍，最终引起通气／血流比例失调。肺挫伤原发或继发的炎症反应进一步引起肺组织的损伤，使损伤范围扩大，可造成全身组织缺氧。

2. 发病机制

肺挫伤发生时，外力作用于胸壁，使胸腔容积缩小，胸内压力升高压迫肺脏引起肺实质出血及水肿；当外力消除，变形的胸廓弹回，在产生胸内负压的一瞬间又可导致原损伤区的附加损伤。肺损伤一方面是外力直接作用于肺组织引起，另一方面是原发和继发炎症反应的结果，有时后者在肺损伤的发展中起着关键作用，也是肺挫伤后病情加重的主要原因。

3. CT 表现

肺挫伤后胸部 CT 表现为肺纹理增多、增粗，轮廓模糊，伴有斑点状阴影、边缘模糊的斑片状磨玻璃影及密度较高的实变样影。同时可见胸膜、胸壁其他软组织及胸廓骨组织的损伤征象。

4. 鉴别诊断

（1）肺泡性肺水肿：也可表现为肺内磨玻璃样渗出影，但以肺门周围分布为主，往往同时伴有小叶间隔增厚，心脏超声多提示心影增大，无外伤史。

（2）肺内炎症性疾病：临床多有发热、咳嗽等症状。细菌性肺炎多单侧发病，早期可呈磨玻璃改变，随病情进展后以肺实变为主，实验室检查白细胞计数升高。病毒性肺炎多双侧发病，病变以累及间质为主，亦可表现为肺内磨玻璃密度改变，临床实验室检查白细胞计数常不升高。

（3）肺泡出血：临床多有咯血症状，胸部增强 CT 多见畸形血管或其他可以引发出血的病变。

病例 *16*

患者，男性，25岁。主因车祸外伤后胸痛、胸闷、呼吸困难伴咯血就诊（图16-1 ～图16-2为外伤后2小时图像，图16-3 ～图16-4为1个月后复查图像）。

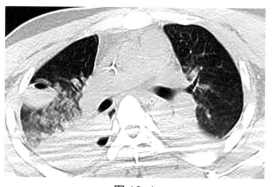

图16-1

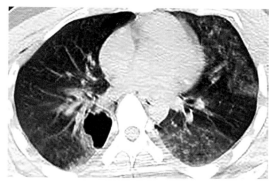

图16-2

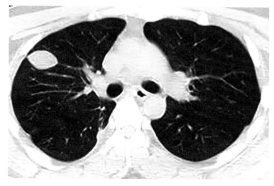

图16-3

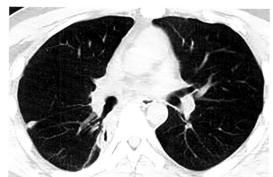

图16-4

问题

❶ 图中有哪些异常CT表现？

❷ 该病例最可能的诊断是什么？诊断依据是什么？

❸ 该病需与哪些疾病相鉴别？

病例 16 肺挫裂伤

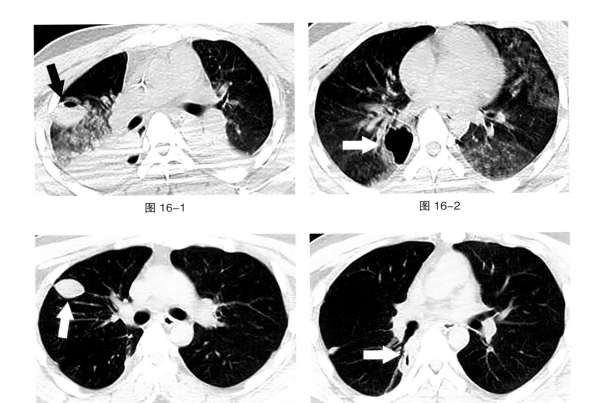

图 16-1   图 16-2

图 16-3   图 16-4

图 16-1：CT 横轴位肺窗图像，右肺上叶前段可见类圆形高密度结节，内伴气 - 液平面（黑箭头）。图 16-2：CT 横轴位肺窗图像，右肺下叶背段存在不规则形气囊（白箭头）。图 16-3：1 个月后复查 CT，见原右肺上叶前段类圆形含气 - 液平面的结节，体积变小，其内气 - 液密度影消失，呈椭圆形高密度结节（白箭头），边缘光滑锐利。图 16-4：1 个月后复查 CT，见原右肺下叶背段不规则气囊影消失，残留少许纤维索条影（白箭头）

问题答案

❶ 图中有哪些异常 CT 表现？

（1）双肺上叶透亮度降低，出现磨玻璃密度增高区域。

（2）右肺上叶前段类圆形高密度结节，内伴气－液平面。

（3）原右肺上叶前段类圆形含气－液平面之高密度灶变为椭圆形高密度结节，边缘光滑锐利。

（4）原右肺下叶背段不规则气囊影基本消失，残留纤维索条影。

❷ 该病例最可能的诊断是什么？诊断依据是什么？

该病例最可能的诊断为肺挫裂伤，诊断依据：

（1）有外伤病史。

（2）右肺上叶前段气液囊腔及右肺下叶背段肺气囊符合肺挫裂伤改变。

（3）1个月后CT复查原右肺上叶前段含液囊腔转变为慢性血肿；右肺下叶背段肺气囊消失，仅残留少许纤维索条影。

❸ 该病需与哪些疾病相鉴别？

急性期需与其他引起肺内含气囊腔的感染性疾病及先天性气囊影相鉴别，如化脓性感染、真菌感染、先天性肺囊肿等；慢性期需与肺肿瘤及结核球等疾病相鉴别。结合外伤史及动态观察一般较易鉴别。

拓展病例

患者，男性，38岁。高处坠落伤，急诊入院。

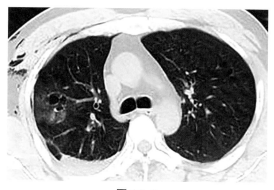 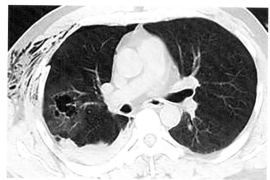

图 16-5 图 16-6

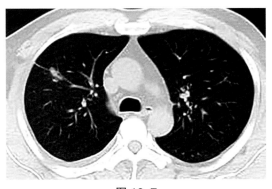 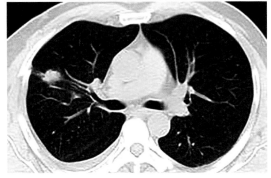

图 16-7   图 16-8

图 16-5：CT 横轴位肺窗图像，右肺上叶后段可见肺挫裂伤所致之气囊影，右侧胸腔积液，右侧胸壁皮下积气。图 16-6：CT 横轴位肺窗图像，可见右侧肋骨骨折伴嵌插，右侧液气胸，右肺中叶外侧段肺挫裂伤致气囊腔形成。图 16-7 ~ 图 16-8：同一患者 1 个月后胸部 CT 复查，右肺上叶后段、右肺中叶外侧段肺挫裂伤气囊消失，局部呈结节及索条样改变，右侧气胸吸收，右侧胸腔积液减少

知识点小结

肺挫裂伤约占胸部创伤的 23.7% ~ 49.6%，其死亡率高达 16.2%，目前肺挫裂伤已成为临床常见急诊之一，病情危重，复杂多变，死亡率高。

1. 发病机制

肺挫裂伤的主要病理基础是肺组织的裂伤和出血。其机制包括：①肋骨骨折断端引起的肺刺伤；②胸腔负压引起剪力性肺撕裂伤。肺表面的撕裂伤易形成气胸。肺实质的撕裂伤所形成的裂口，在周围肺组织弹力回缩后可形成圆形或椭圆形的肺气囊，因弹力回缩不均等，囊腔可为不规则形，边缘可见尖角状突起。可有气体和（或）血液进入，视气体和（或）血液进入的情况分别形成单纯的肺气囊、气液囊腔或完全被出血填充的肺血肿。

2. CT 表现

肺挫裂伤的主要表现为肺气囊形成。肺气囊可单发或多发，大小不等，以双侧中下肺近背部多见。绝大多数病灶位于肺实变影内。CT 表现为圆形、椭圆形或不规则形的囊状透亮区，部分病灶内可见气 - 液平面，形成气液囊腔。薄层高分辨 CT 扫描有助于小囊腔的显示。完全被出血填充的肺血肿 CT 表现为圆形或类圆形液体密度肿块影，边缘清楚光滑，多位于肺表面，在肋骨骨折断端附近。位于肺实变内的肺血肿常被实变影遮盖，待周围实变影吸收，密度减低时才可发现。大多数肺气囊经治疗后可吸收或闭合，少数较大的肺气囊可长期存留。

3. 鉴别诊断

（1）肺挫裂伤中薄壁、边界清楚的气囊应与先天性肺囊肿相鉴别，鉴别要点为前者气囊一般发生在胸部创伤部位，不受肺叶或肺段解剖分区的限制；邻近肺组织内可见肺挫伤所致的密度异常。

（2）厚壁肺气囊肿需与肺脓肿、癌性空洞、结核性空洞及寄生虫空洞等相鉴别。肺脓肿的空洞周围有炎性渗出；癌性空洞呈偏心性，常有肺门、纵隔淋巴结肿大；寄生虫感染的空洞内可见钙化灶；结核性空洞邻近肺野可见卫星灶。鉴别时除观察影像征象，还需结合临床资料。

（3）发生在肺挫裂伤内的多发小气囊需与囊状支气管扩张、葡萄球菌肺炎相鉴别。囊状支气管扩张有反复咳嗽、咯血病史。葡萄球菌肺炎好发于小儿或老年、体弱患者，临床症状重，病灶融合多变，常并发胸膜瘘。

（4）发生于脊柱旁小气囊及线样气囊需与胸膜下肺大疱相鉴别，前者壁较厚，张力不明显，常伴邻近胸壁损伤及胸腔积液等。

（5）肺内血肿需与肺肿瘤及球形肺炎等相鉴别。前者为血性密度，无强化，不伴恶性肿瘤的形态学特点，无炎性病变的临床表现及相关实验室检查的支持，而有明确的外伤史及胸部外伤的症状及体征。

病例 *17*

患者，男性，51岁。主因车祸外伤后来院就诊。图 17-1 ~ 图 17-2 为受伤当日图片，图 17-3 ~ 图 17-4 为伤后 3 日复查图片。

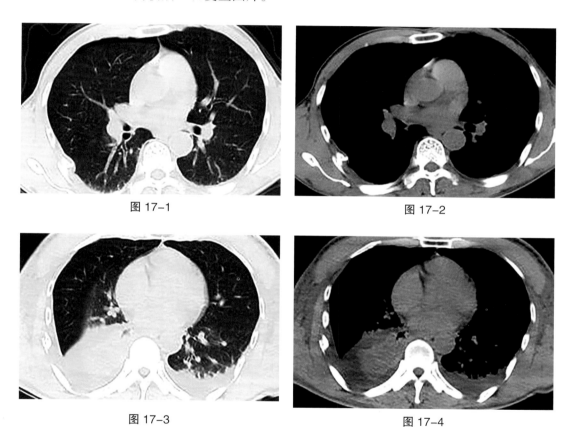

图 17-1

图 17-2

图 17-3

图 17-4

问题

① 图中有哪些异常 CT 表现?

② 该病例最可能的诊断是什么? 诊断依据是什么?

③ 该病需与哪些疾病相鉴别?

病例 17 创伤性肺不张

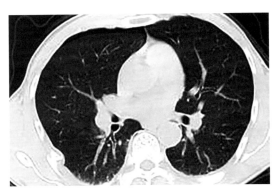

图 17-1   图 17-2

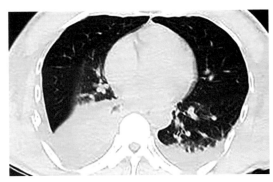

图 17-3   图 17-4

图 17-1 ～图 17-2：横轴位 CT 平扫肺窗与纵隔窗图像，可见右侧少量胸腔积液，胸壁软组织肿胀及肋骨骨折（黑箭头）。图 17-3 ～图 17-4：同一患者外伤后 3 日复查，横轴位 CT 平扫肺窗与纵隔窗图像，可见双侧胸腔积液，积液量较 3 日前增加，右肺下叶出现肺不张（白箭头）

问题答案

❶ 图中有哪些异常 CT 表现？

（1）右侧胸壁软组织肿胀伴肋骨骨折。

（2）右侧少量液气胸。

（3）右肺下叶出现肺不张。

（4）双侧胸腔积液。

❷ 该病例最可能的诊断是什么？诊断依据是什么？

该病例最可能的诊断为右下肺创伤性肺不张，诊断依据：

（1）外伤病史。

（2）胸壁软组织及肋骨外伤性改变。

（3）右下肺体积缩小，密度增高，符合肺不张表现。

❸ 该病需与哪些疾病相鉴别？

需要与各种原因引起的肺不张，包括炎症性及肿瘤性肺不张相鉴别，鉴别的关键点是外伤史及胸壁等结构的外伤性改变。鉴别的关键手段是纤维支气管镜检查。

拓展病例

患者，男性，62岁。车祸外伤后，急诊入院。

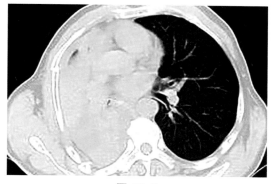

图 17-5   图 17-6

图 17-5：CT横轴位肺窗图像，右侧中、下叶气道未见显示，右肺中、下叶肺不张，右侧胸腔积液，右侧肋骨多发骨折。图 17-6：同一患者两周后复查胸部CT，横轴位肺窗图像示右肺中、下叶复张，右侧胸腔积液减少，右侧肋骨骨痂形成

知识点小结

胸部钝性损伤后可因肺或支气管损伤而引起肺不张。如果未能及时诊断妥善治疗，或将因严重通气障碍及继发肺部感染等诱发急性呼吸窘迫综合征（acute respiratory distress syndrome，ARDS），并可导致死亡。

1. 发病机制

（1）支气管破裂和肺挫伤：①支气管破裂出血，凝血块堵塞管腔。②支气管软骨环断裂移位造成管腔狭窄、闭塞。③支气管破裂后期（1周后）肉芽形成，致管腔狭窄、闭塞。

（2）严重肺挫伤：①肺挫伤主要病理改变为水肿、渗出和出血，又常合并多发肋骨骨折使咳痰困难，分泌物和血块滞留造成支气管管腔堵塞。②肺挫伤水肿和渗出使肺顺应性下降，发生肺膨胀不全，通气量减小使痰液更难咳出，可引发阻塞。③大量气胸及液气胸。大量气胸及液气胸可致急性压缩性肺不张。

2. CT 表现

（1）胸壁软组织损伤，具体表现依损伤程度不同而不同，表现为胸壁软组织肿胀（可累及皮下脂肪、肋间外肌、肋间内肌及肋间最内肌）；胸壁软组织间隙积气。

（2）胸膜腔损伤性改变，包括气胸、液 – 气胸及血胸。

（3）胸廓骨性结构损伤性改变，包括肋骨、锁骨及肩胛骨等骨折。

（4）肺部表现，包括肺挫伤、创伤性肺气囊、肺血肿及各种类型的肺不张。

（5）纵隔表现，包括纵隔内气管支气管断裂、纵隔气肿、心包积血等。

3. 鉴别诊断

（1）阻塞性肺不张：可见肺门区肿块影，伴气道阻塞，常有肺门、纵隔淋巴结肿大。

（2）慢性炎症继发的肺不张：多继发于陈旧结核，可见气道狭窄，部分钙化，并可见肺门处淋巴结钙化。

（3）盘状肺不张：多由于表面活性物质失去活性，导致肺泡壁塌陷，呈与膈肌平行的细线影，多见于呼吸受限制的患者，如术后患者及胸膜炎胸痛的患者。

（4）球形肺不张：常发生于肺底部的边缘，早期因胸腔积液导致压迫性肺不张，当胸腔积液消退时，胸膜表面不张的肺形成肿块样影，支气管血管束向球形肺不张聚集，呈"彗星尾征"。

（5）压迫性肺不张：多见于大量气胸、胸腔积液及肺内较大肿瘤，肺不张与压迫性病变关系密切（包括位置、形态及程度）。

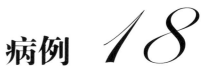

病例 18

患者，男性，37岁。主因胸闷、胸痛伴吞咽困难就诊，实验室检查无特殊发现。

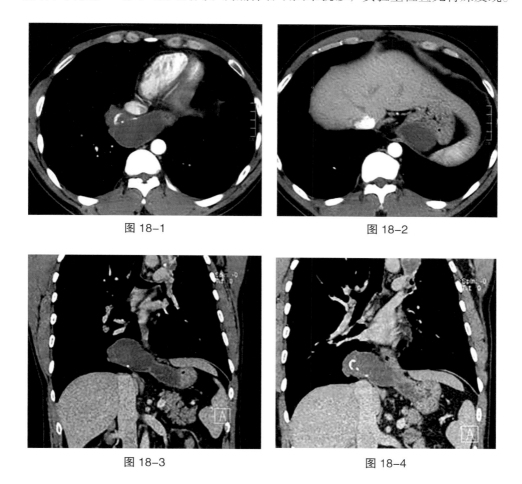

图 18-1　　　　　　　　　　　　　　　图 18-2

图 18-3　　　　　　　　　　　　　　　图 18-4

问题

❶ 图中主要的 CT 表现是什么？

❷ 该病例最可能的诊断是什么？诊断依据是什么？

❸ 该病需与哪些疾病相鉴别？

病例 18 纵隔前肠囊肿

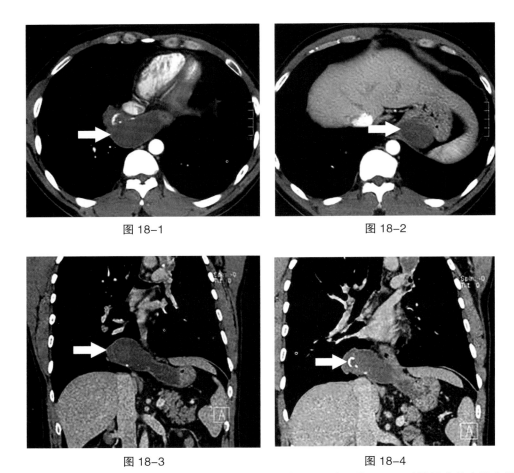

图 18-1   图 18-2

图 18-3   图 18-4

图 18-1 ~ 图 18-2：胸部 CT 增强扫描动脉期横轴位纵隔窗图像，显示后纵隔食管旁沿食管长轴走行的长条状水样密度囊性包块，囊壁薄且光滑，伴钙化（白箭头）。图 18-3 ~ 图 18-4：胸部 CT 增强扫描静脉期纵隔窗冠状位重组图像，可见该囊性病灶主体位于后纵隔，部分从纵隔经食管裂孔向下延伸至腹腔胃底旁（白箭头）。增强扫描未见强化

问题答案

❶ 图中主要的 CT 表现是什么？

（1）病变形态为不规则长条状。

（2）病变的病理特点为囊性，内为水样密度，壁薄伴钙化。

（3）病变从纵隔经食管裂孔向下延伸至腹腔胃底旁，病灶主体位于胸腔内、后纵隔。

❷ 该病例最可能的诊断是什么？诊断依据是什么？

该病例最可能的诊断为后纵隔良性囊性疾病。

（1）CT 表现：病变沿食管裂孔向腹腔延伸。

（2）术后病理诊断：后纵隔囊性病变，内衬假复层纤毛柱状上皮、鳞状上皮及小肠型黏膜，囊壁可见增生的平滑肌、脂肪及软骨组织，部分软骨伴骨化及钙化，符合前肠囊肿。

❸ 该病需与哪些疾病相鉴别？

该病需与神经源性肿瘤及心包囊肿等相鉴别。

拓展病例

患者，女性，79 岁。胸痛伴进食哽噎感半年。患者半年前无明显诱因出现胸背部疼痛，伴进食时哽噎感，偶有胸闷憋气，咳嗽、咳痰，咳少量白色黏痰，胸部 CT 提示后纵隔肿物。

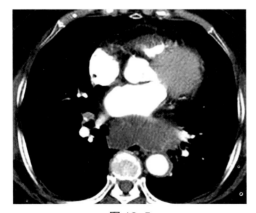
图 18-5

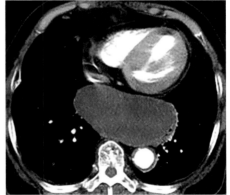
图 18-6

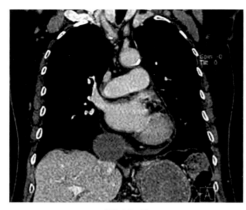 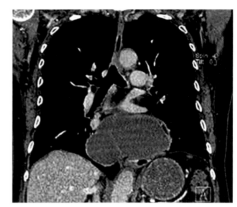

图 18-7 图 18-8

图 18-5 ~ 图 18-6：CT 平扫横轴位纵隔窗图像，后纵隔内可见多房囊性包块，边缘光滑，其内可见分隔，大小约 11.93 cm×5.99 cm，增强扫描肿块边缘及线样分隔轻度强化。图 18-7 ~ 图 18-8：CT 冠状位重组图像，显示囊性肿物位于膈肌上方，与隔面、心包、食管紧密相贴

术后病理证实为前肠囊肿（食管囊肿）。

知识点小结

纵隔是胸腔与颈部及腹腔之间的重要连接通道，深藏于骨性胸廓及双肺之间。纵隔囊性肿物是指发生在纵隔内边界清楚、内含液体的肿块，包括前肠囊肿、心包囊肿、胸腺囊肿、淋巴管瘤、胸导管囊肿及成熟畸胎瘤等。该病例 CT 表现为后纵隔囊性病变，沿食管走行并穿过食管裂孔进入腹腔，边缘光滑，增强扫描三期均未见强化，故考虑前肠囊肿。

前肠囊肿发生于胚胎早期原始前肠的始基，由于在胚胎发育过程中，原始前肠的腹侧发育为气管及支气管，背侧发育为食管。故前肠囊肿多为气管及食管囊肿，如囊壁细胞成分为胃肠型，也可为胃肠源性囊肿，前肠囊肿在纵隔内多见。

1. 临床表现

纵隔内囊肿的临床表现与病灶的位置及大小相关，其临床症状多与肿物对邻近结构的压迫相关。病灶较小时，一般对邻近结构压迫不明显，常无明显症状。如肿物压迫上腔静脉可引起上腔静脉阻塞综合征；压迫膈神经或喉返神经可引起呃逆或声嘶等相关症状。

2. CT 表现

纵隔良性囊肿的典型 CT 表现为边缘光滑整齐的圆形或椭圆形肿块，壁薄，密度均匀，内部 CT 值近似水，当囊内容物为黏液时 CT 值较高，增强扫描病灶内部无强化。

3. 鉴别诊断

（1）神经源性肿瘤：可发生于任何年龄，以青年人居多，多见于后纵隔脊柱旁。表现为圆形、椭圆形或纺锤状实性软组织肿块，其内可见坏死、囊变。该病变的主要特点是实性肿块中出现灶性囊变、坏死，而非薄壁囊性病灶。另外，该病变常伴椎间孔扩大，椎弓根距增宽及肋骨凹陷变形等表现。

（2）心包囊肿：为体腔形成异常。病理上囊壁由结缔组织和单层间皮细胞组成，内含清澈液体。与心包相连，但很少与之相通。常位于前心膈角，特别是右侧，但也可位于主动脉近端的心包隐窝。多数无症状。CT 征象与纵隔内其他先天性囊肿相似，但囊肿张力较低，体积较小，呈泪滴状，宽基底与心包相贴。

病例 *19*

患者，男性，37岁。车祸外伤1小时，伴活动受限、胸痛、气促及呼吸困难。

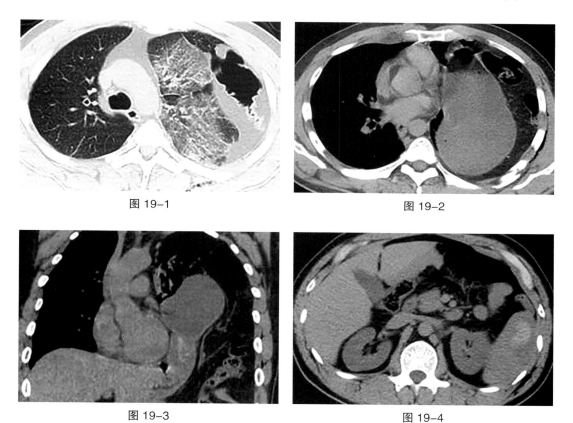

图 19-1

图 19-2

图 19-3

图 19-4

问题

❶ 图中有哪些异常 CT 表现？

❷ 该病例最可能的诊断是什么？诊断依据是什么？

❸ 该病需与哪些疾病相鉴别？

病例 19 膈疝

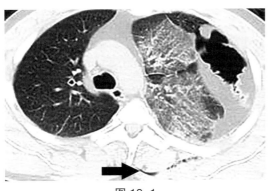

图 19-1

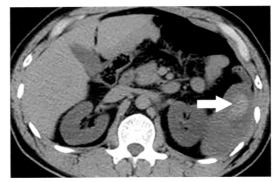

图 19-2

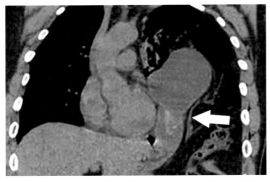

图 19-3

图 19-4

图 19-1：CT 横轴位肺窗图像，左肺受压，密度增高，呈大片状磨玻璃密度左后胸壁软组织间隙积气（黑箭头）。图 19-2：CT 横轴位纵隔窗图像，胃腔结构疝入胸腔（白箭头）。图 19-3：CT 纵隔窗冠状位重组图像，显示膈肌连续性中断，中断处呈"领口征"（白箭头），膈肌瓣叶回缩增厚呈"膈肌增厚征"。图 19-4：CT 横轴位纵隔窗图像，显示脾脏内团块状高密度灶，提示脾内血肿（白箭头）

回答问题

❶ 图中有哪些异常 CT 表现?

（1）左肺大片磨玻璃密度影；左后胸壁肌间隙积气。

（2）左侧膈肌连续性中断，腹腔脏器（胃及结肠）通过中断处进入胸腔。

❷ 该病例最可能的诊断是什么？诊断依据是什么？

该病例最可能的诊断为膈疝。

诊断依据：冠状位可见左侧膈肌连续性中断，腹腔脏器疝入胸腔。

❸ 该病需与哪些疾病相鉴别？

该病需与膈膨升进行鉴别。膈膨升影像检查提示膈肌连续完整，位置抬高，腹腔内容物均位于膈肌下方。

拓展病例

患者，男性，56 岁。间断多关节痛 5 年，加重 1 周，偶感胸闷，无呼吸困难。

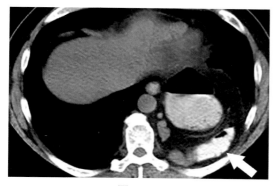 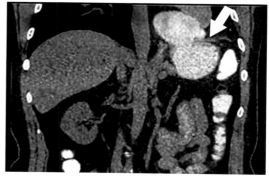

图 19-5   图 19-6

图 19-5：CT 横轴位纵隔窗图像，显示"内脏垂落征"，疝入胸腔的腹腔脏器失去膈肌限制，上升至左后胸壁处（白箭头）。图 19-6：CT 纵隔窗冠状位重组图像，显示膈肌连续性中断，中断处呈"领口征"（白箭头）

知识点小结

1. 发病机制

膈肌位于胸、腹腔之间，为向上膨隆呈穹隆形的扁薄阔肌，其外周部分为肌性部，中央部分为腱膜，成为胸腔的底和腹腔的顶，膈肌为主要的呼吸肌。膈疝是指腹腔脏器等穿过膈肌异位到胸腔内的疾病状态，可分为创伤性膈疝与非创伤性膈疝。后者又可分为先天性和后天性 2 类。非创伤性膈疝中最常见者为食管裂孔疝、胸腹膜裂孔疝、胸骨旁疝和膈缺如等。外伤性膈疝系钝性伤或锐器伤所致，钝性伤中膈肌损伤为间接性，其发生机制除下胸部受挤压变形，形成对膈肌的局部牵扯剪力外，亦可因腹部受暴力挤压、胸腹腔压力差骤增，腹腔内压力向上冲击，作用于膈肌薄弱部引起破裂所致。由于右侧膈肌有肝肾的缓冲，故外伤性膈疝多发生在左侧，并多见于后上部。膈肌破裂后由于胸腔内呈负压及呼吸时的抽吸作用，腹腔脏器进入胸腔，压迫同侧的肺脏，影响呼吸运动，使肺气体交换功能下降，导致机体缺氧及二氧化碳潴留。

2. 临床表现

创伤性膈疝症状的严重程度不一，轻者可仅有轻微憋气，严重者因疝入器官发生绞窄甚至坏死，可导致胸腔严重感染、绞窄性肠梗阻等；严重者可出现创伤性休克。

3. CT 表现

（1）膈肌中断征：指膈肌的连续性中断，此征为膈肌破裂的直接征象，并可见腹腔内容物疝入胸腔。

（2）领口征：指疝入胸腔的腹腔脏器被膈肌环绕或限制呈狭颈状改变，也称"项圈征"（冠状位观察较明显）。

（3）膈肌增厚征：又称"膈肌卷曲征"，此征为膈肌瓣叶的回缩，也可能为膈肌肌肉间血肿所致。

（4）内脏依靠征：又称为"内脏垂落征"，表现为膈肌后外侧破裂后仰卧位扫描时疝入胸腔的腹腔脏器失去膈肌支撑下坠至后胸壁下。

（5）纵隔不同程度的推向健侧，同侧肺萎陷、不张。

4. 鉴别诊断

膈膨升：是指膈肌发育不全或麻痹，使膈肌不同程度膨升，腹腔脏器向胸腔突入。可分为先天性与后天性，先天性是胚胎时期膈肌发育过程障碍，肌纤维薄弱而膨出；后天性乃膈神经损伤、麻痹所致，因胸腹腔压力的差别，腹腔脏器向上膨出形成。轻度膈膨升多数无症状；若膈肌上抬超过 2 个肋间以上，常有呼吸急促，饱食后症状加重；严重膈膨升，使纵隔心脏移位，可出现循环系统症状。影像学表现为膈肌连续完整，膈肌位置抬高，且腹腔内容物均位于膈肌下方。

膈膨升病例：患者，女性，29 岁。间断咳嗽 8 个月，诊断为左肺上叶腺癌，双肺多发转移，纵隔及肺门淋巴结转移，左侧膈神经受累。

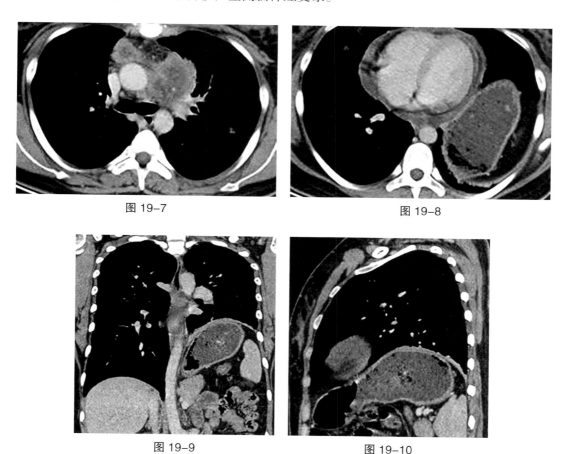

图 19-7   图 19-8

图 19-9   图 19-10

图 19-7：CT 横轴位纵隔窗主肺动脉窗水平图像，纵隔内左侧膈神经走行区可见肿大、融合伴坏死之淋巴结，膈神经受累。图 19-8：CT 横轴位纵隔窗图像，显示膈肌位置升高，膈下结构上移。图 19-9 ~ 图 19-10：CT 纵隔窗冠状位、矢状位重组图像，见左侧膈肌抬高，结构完整，腹腔内容物（胃腔及脾）凸向胸腔，且均位于膈肌下方

病例 20

患者，女性，64岁。主因上腹饱胀、反酸1年余，伴胸痛气短1周就诊。患者1年前出现上腹饱胀及反酸，经对症治疗未见好转，近1周合并胸痛、气短等症状。

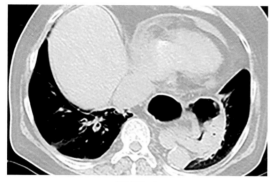

图 20-1

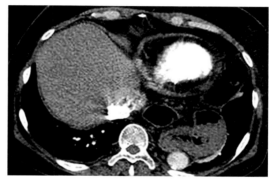

图 20-2

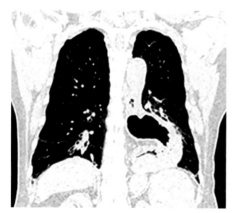

图 20-3

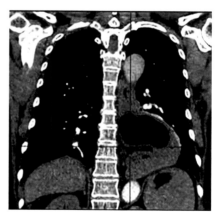

图 20-4

问题

❶ 图中有哪些异常 CT 表现?

❷ 该病例最可能的诊断是什么? 诊断依据是什么?

❸ 该病需与哪些疾病相鉴别?

病例 20　食管裂孔疝

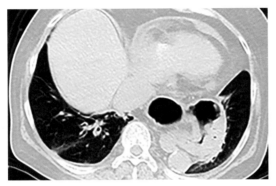
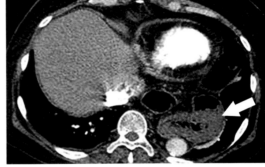

图 20-1　　　　　　　　　　　　　　图 20-2

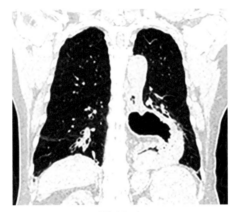
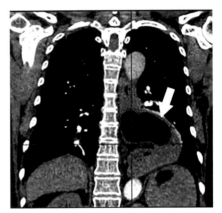

图 20-3　　　　　　　　　　　　　　图 20-4

图 20-1 ~ 图 20-2：CT 轴位肺窗及纵隔窗图像，见食管裂孔横径（膈肌角间距）增宽，食管左后方后纵隔内见疝囊（白箭头），囊内见游离气体，并且与食管相通；图 20-3 ~ 图 20-4：可更加直观显示疝囊位于胸腔纵隔内（白箭头），并与腹腔相通，膈肌连续

问题答案

❶ 图中有哪些异常 CT 表现？

（1）食管裂孔横径扩大。

（2）食管腹段及部分胃腔结构向上移位，进入胸腔。

❷ 该病例最可能的诊断是什么？诊断依据是什么？

该病例诊断为食管裂孔疝，疝囊为部分胃腔。

诊断依据：膈肌脚间距增宽，疝囊与食管及胃腔相通，疝囊内见胃黏膜。

❸ 该病需与哪些疾病相鉴别？

该病需与可发生在食管裂孔周围的病变相鉴别，如食管胃底静脉曲张、膈膨升等。

拓展病例

食管裂孔疝，内容物为腹腔脂肪。患者，男性，60 岁。主因腹痛 2 天就诊，无其他不适。

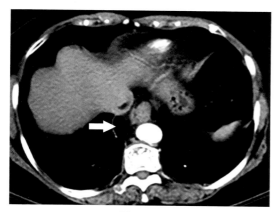 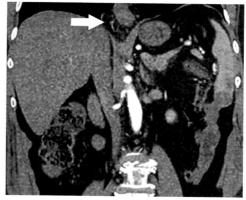

图 20-5   图 20-6

图 20-5：CT 轴位纵隔窗图像，见食管裂孔间距增宽，食管下段右侧见脂肪密度影（白箭头），无完整包膜，如箭头所示。图 20-6：CT 冠状位重组图像，可见上述脂肪密度影与腹腔脂肪相延续（白箭头）

知识点小结

食管裂孔疝是指胃和（或）腹腔内脏器通过膈食管裂孔进入胸腔内的病理性改变，多发生于 60 岁以上的老年人。既往诊断主要依靠上消化道钡餐造影和胃镜检查。随着螺旋 CT 的广泛应用，CT 对该病的诊断也逐渐增多。

1. 临床表现

（1）胃食管反流症状：表现为胸骨后痛、反酸、烧心、上腹饱胀及嗳气等。

（2）疝囊压迫症状：疝囊较大时可压迫心、肺及纵隔，可产生胸闷、气急、心悸及咳嗽等症状。

（3）部分患者可无明显临床症状。

2. 发病机制

食管裂孔疝临床较常见，疝入物大多为食管胃连接部及胃的上部，裂孔较大时，大网膜、结肠也可突入胸腔。其成因如下：①随年龄增长、膈食管膜弹力组织萎缩和（或）食管周围韧带松弛，致食管裂孔松弛增大。②腹腔内压力增高，如肥胖、腹水、妊娠、习惯性便秘、慢性咳嗽等。由于临床表现繁杂多样，加之临床医生对该病认识不足，易误诊为冠心病、消化性溃疡等。

3. CT 表现

CT 扫描尤其是增强扫描可以清楚显示食管裂孔的宽度、疝囊的大小以及有无并发肿瘤等。文献报告 CT 扫描阳性率可达 100%。食管裂孔疝的疝囊表现为食管裂孔上方层面后纵隔内，大小不等的软组织密度结节或肿块影，边缘光整，并通过食管裂孔与膈下胃腔相连续，多平面重阻技术（multiplanar reformation，MPR）可以直观地显示疝囊与膈下胃腔相连的全貌。如疝入膈上的胃腔较少并呈收缩状态，即为结节型疝囊，表现为圆形、椭圆形软组织密度影，密度均匀。绝大多数因其腔内含有少量液体或气体，故可见点状、小片状低密度影。如疝入膈上的胃腔较多并扩张，表现为囊腔型疝囊，囊内多可见气体或液体，也可见胃黏膜。膈上发现胃黏膜是诊断食管裂孔疝的重要依据，增强扫描更有助于显示胃黏膜。

4. 鉴别诊断

（1）食管裂孔疝合并肿瘤：如果见食管裂孔疝之囊壁不规则增厚，或出现软组织肿块，伴周围淋巴结肿大，临床上有吞咽困难，肿瘤标记物如癌胚抗原（carcinoembryonic antigen，CEA）增高时，应高度怀疑合并肿瘤，尽可能采用多种检查方法以免漏诊。

（2）食管静脉曲张：表现为食管腔轻度扩张，下部食管壁呈管状增厚和黏膜粗大。CT 平扫时可误诊为食管裂孔疝。增强 CT 之静脉期可清晰显示食管周围扩张的静脉以资鉴别。

（3）膈膨升：膈肌抬高，勿将膈下胃泡或充气肠管误认为食管裂孔疝。可利用 CT 多平面重组技术显示膈肌全貌，避免误诊。

病例 21

患者，男性，38 岁。车祸外伤后胸痛、气促伴呼吸困难，体格检查发现颈部及胸部上方有淤伤及大面积皮下气肿，可触及捻发音。

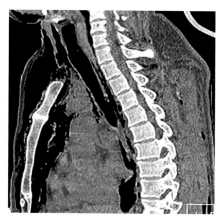

图 21-1

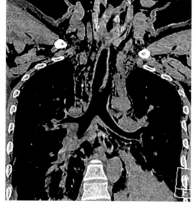

图 21-2

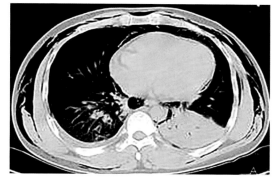

图 21-3

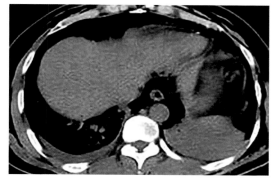

图 21-4

问题

❶ 图中有哪些异常 CT 表现？

❷ 该病例最可能的诊断是什么？诊断依据是什么？

❸ 该病需与哪些疾病相鉴别？

病例 21　气管断裂

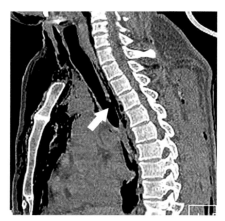
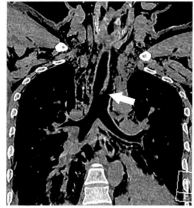

图 21-1　　　　　　　　　　　　图 21-2

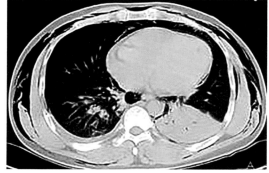

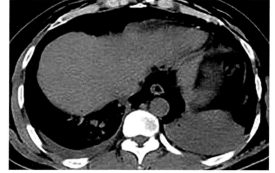

图 21-3　　　　　　　　　　　　图 21-4

　　图 21-1 ~ 图 12-2：冠状位与矢状位纵隔窗 CT 重组图像，见气管胸段距隆突约 2.0 cm 之左后壁连续性中断，局部可见裂口（白箭头），纵隔内广泛积气，颈、胸部皮下弥漫性气肿，左肺下叶挫伤。图 21-3 ~ 图 21-4：横轴位 CT 平扫肺窗与纵隔窗图像，见右侧胸腔液气胸及胸壁皮下气肿，胸腔积液密度较高。左肺下叶实变，提示肺挫伤

问题答案

❶ 图中有哪些异常 CT 表现?

（1）胸段气管左后壁可见一裂口，气管管壁中断，断端周围及纵隔内积气，气管

变形。

（2）纵隔积气，颈、胸部广泛皮下气肿，血气胸。

（3）左肺下叶挫伤。

❷ 该病例最可能的诊断是什么？诊断依据是什么？

该病例最可能的诊断为胸段气管断裂。诊断依据：

（1）直接征象：气管左后壁连续性中断，并可见一裂口。

（2）间接征象：纵隔及皮下广泛气肿，血气胸。

❸ 该病需与哪些疾病相鉴别？

该病需与其他引起纵隔积气、颈部及胸部皮下气肿的病变相鉴别，如食管破裂。

拓展病例

气管多发断裂。患者，男性，33 岁。骑摩托车与客车相撞后，急诊入院。

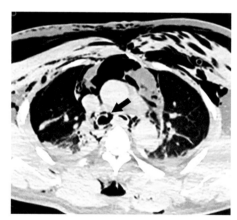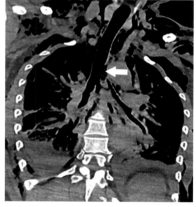

图 21-5   图 21-6

图 21-5：横轴位肺窗 CT 图像，隆突水平气管壁见一破裂口（黑箭头），纵隔及胸部皮下广泛积气，双侧气胸，双肺挫伤。图 21-6：冠状位纵隔窗 CT 重组图像，于隆突水平及隆突上水平均可见气管壁连续性中断，破裂口显示清晰（白箭头），纵隔及颈胸部皮下弥漫性气肿，双肺肺挫伤

知识点小结

气管、支气管断裂并不常见，但可能危及生命。常见的病因包括钝性损伤、穿透性损伤和医源性损伤，临床严重的钝性伤中有 0.5% ~ 1.5% 的病例出现气道撕裂或破裂，常发生在隆突近端的 2.5 cm 内。

1. 临床表现

临床表现因病变位置和严重程度而异。皮下气肿、纵隔气肿和气胸是最常见的征兆。非特异性体征如呼吸困难、发绀和咯血也可见到。少见的症状包括胸痛、低血压（由于心脏充盈减少而引起）。气管、支气管断裂的潜在并发症包括气管阻塞、肺炎、支气管扩张、急性纵隔炎、脓肿和脓胸等。

2. 发病机制

气管、支气管损伤机制一般认为有以下几种：①当胸部受到剧烈挤压时，气管内的压力突然增加，声门反射性关闭，一旦压力超过了气管弹性所能承受的极限，就会破裂；②在突然减速运动过程中，环状软骨和隆突受到剪切力而损伤；③当胸部沿前后轴受压时，肺部与壁层胸膜之间存在负压，肺固定在胸壁上，而压力又将它们分开，过度的张力可能撕裂隆突水平的气管。

3. CT 表现

CT 表现包括纵隔气肿、皮下气肿、气胸及气管撕裂。其他明显的征象包括：气管畸形、气管轮廓缺损、气管内插管的位置异常、气管内插管球囊的过度膨胀。当支气管完全横断时，支气管损伤一侧的肺可能从肺门后外侧向膈肌和纵隔塌陷，而不像其他气胸病例那样向内塌陷，这是肺下垂的征象，即"落肺（fallen lung）"征，该征象虽然很少见，但对支气管损伤具有很高的诊断价值。近年来的研究表明，多层螺旋 CT 成像结合 MPR/3D 重组的图像，能显著提高 CT 诊断的准确性。仿真 CT 支气管镜模拟了传统支气管镜检查，可以作为评估气管损伤的一种有效的替代方法。

支气管镜检查仍是诊断气管、支气管损伤的"金标准"。支气管镜检查不仅有助于确定损伤的确切位置和大小，而且也有助于损伤的治疗。

4. 鉴别诊断

应与其他引起纵隔内积气或颈、胸部皮下气肿的病变相鉴别。

（1）食管破裂：也可表现为纵隔积气，但胃肠内窥镜和（或）经口服高密度对比剂的 CT 胸部成像，可以确定食管渗漏和纵隔气肿。

（2）气管憩室：气管旁不规则或类圆形含气腔，较局限，连续薄层扫描可发现气腔与气管之间有一较细的管道相连，一般见于气管的后壁。气管破裂引起的气肿多为散在分布，形态不一，且多有外伤史。

病例 22

患者，男性，43岁。20余天前因喝水呛咳，致义齿误吸，之后偶尔咳嗽伴轻度胸痛，遂行胸部 X 线与 CT 检查。

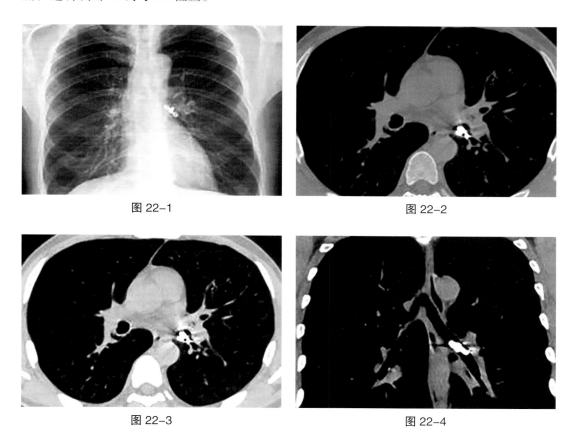

图 22-1

图 22-2

图 22-3

图 22-4

问题

1. 图中最主要的异常 CT 表现是什么？
2. 该病例最可能的诊断是什么？诊断依据是什么？
3. 请简述气管、支气管的解剖特征及该病的发病机制。
4. 假设异物完全阻塞左肺下叶支气管，请分析会出现哪些影像学表现？并阐明其机制。

病例 22　气管支气管异物

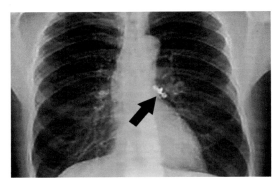
图 22-1

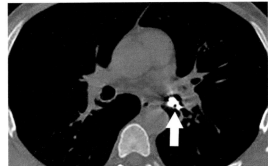
图 22-2

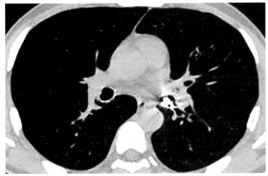
图 22-3

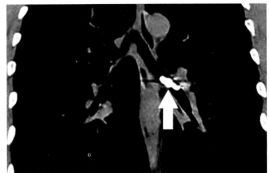
图 22-4

图 22-1：胸部正位片，左肺门条形高密度影（黑箭头），位于左肺下叶支气管走行区。图 22-2 ～
图 22-3：横轴位 CT 图像，左肺下叶支气管入口处可见条形高密度影（白箭头），左肺下叶肺组织未见异常。
图 22-4：CT 冠状位重组图像示，条形高密度影的长轴与左主支气管 - 左肺下叶支气管走行一致（白箭头），
并见左主支气管与体中线的夹角小于右主支气管

问题答案

❶ 图中最主要的异常 CT 表现是什么？

左肺下叶支气管腔内条形高密度异物影。

❷ 该病例最可能的诊断是什么？ 诊断依据是什么？

依据患者近期有异物吸入史，胸部正位片可见左肺门条形高密度影，与左肺下叶支

气管走行一致，且 CT 显示高密度物位于左主支气管－左肺下叶支气管内，可以明确诊断为支气管异物。

❸ 请简述气管、支气管的解剖特征及该病的发病机制。

气管长度约 10 ~ 12 cm，起自环状软骨下缘，平颈 6 椎体下缘水平，止于气管隆突，相当于胸 5 椎体上缘或胸骨角水平，自气管隆突分为左、右主支气管。左主支气管细长，长度约 4 ~ 5 cm，直径约 1.0 ~ 1.5 cm，走行倾斜，与气管纵轴延长线夹角约 40° ~ 55°；右主支气管粗短，长度约 2 ~ 3 cm，直径约 1.5 ~ 2.3 cm，走行陡直，与气管纵轴延长线夹角约 20° ~ 30°。

异物吸入气管后，往往滞留于与其直径相当的气管、支气管，由于右主支气管走行陡直，异物更易滞留其中。该病例异物嵌顿于左主支气管，与其解剖结构有关，如图 22-4 所示，左主支气管与体中线的夹角小于右主支气管，故该病例异物滞留于左主支气管。

❹ 假设异物完全阻塞左肺下叶支气管，请分析会出现哪些影像学表现？并阐明其机制。

常见的气管异物包括玻璃珠、钢珠、钱币、笔套、珍珠、义齿、动物骨头、花生米和玉米粒等，根据吸入异物的阻塞气道的程度可分为完全性阻塞与部分性阻塞。

当异物完全阻塞左肺下叶支气管时，该肺叶吸气和呼气均不能完成，即通气完全障碍。此时，外界气体不能进入该肺叶，而其内残留的气体会通过肺泡壁毛细血管的换气功能被吸收进入血液循环系统，故而形成左肺下叶肺不张。同时，由于左肺下叶体积明显缩小，左侧胸腔负压增大，而与其邻近的左侧腹腔压力会随之向上传递，导致左侧膈肌升高，右侧胸腔压力会向左传递，导致纵隔向左移位。

拓展病例

患儿，男性，13 月龄。哭闹伴呼吸急促半天，查体：患儿精神反应可，双肺呼吸音粗，可闻及喘鸣音。

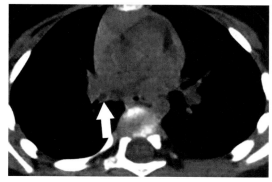

图 22-5

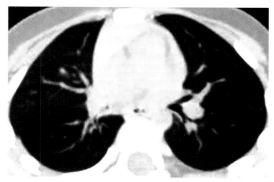

图 22-6

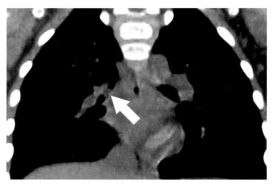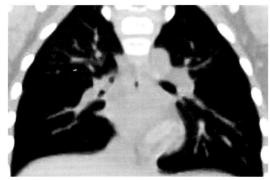

图 22-7   图 22-8

图 22-5 ~ 图 22-6：横轴位 CT 平扫纵隔窗图像，右肺下叶支气管腔内可见一结节（白箭头），密度略高于水，肺窗示右肺下叶透亮度增高。图 22-7 ~ 图 22-8：冠状位 MPR 图像，见结节崁顿于右肺下叶支气管（白箭头），右肺下叶透亮度增高

若婴幼儿突然出现呼吸困难，急性气道阻塞为其最常见的原因。根据解剖学，分为上气道阻塞与下气道阻塞，往往是由于急性喉炎、咽后壁脓肿、细菌性支气管炎或异物吸入所致。前 3 种原因往往有前驱感染症状，而异物吸入则无此症状。

该病例气管内异物密度略高于水，右肺下叶支气管部分阻塞，右肺下叶充气过度。充气过度的机制为"活瓣效应"，即吸气时气道扩张，外界气体从异物周围的间隙进入肺内，而呼气时气道收缩，已进入肺内的气体未能完全呼出，导致该肺叶"残气量"增加，形成空气储留，在 CT 上显示为密度减低。

知识点小结

1.临床表现

大多数患者有明确异物吸入史，吸入时出现呛咳。主观意识建立不完全的婴幼儿，与部分自觉意识差的老年人，吸入史不明确。临床上可出现一段无症状期，之后出现呼吸困难、咳嗽，甚至咯血等症状。体征包括哮鸣音、啰音和单侧呼吸音减弱等。

根据其病程可分为 4 期：①异物进入期，患者有呛咳、喉喘鸣、憋气、作呕和痉挛性呼吸困难等症状；②无症状期，时间长短不一，与异物性质、感染程度有关，此时由于症状不典型易漏诊、误诊；③症状再发期，异物刺激和感染引起分泌物增多，咳嗽加重，出现呼吸道炎性反应或高热症状；④并发症期，表现为肺炎、肺不张、哮喘、支气管扩张和肺脓肿等。

2. 发病机制

气管、支气管异物为急性呼吸道阻塞的常见原因，常见于儿童与老年人。异物可分为食物性异物与非食物性异物，常见异物包括花生米、黄豆和瓜子等。据报道，儿童气管异物发生率分别为气管13%、右肺支气管60%，左肺支气管23%，约2%为双侧支气管多发异物。右主支气管发生率相对较高与其走行较陡直有关。

根据《中国儿童气管、支气管异物诊断与治疗专家共识》（2018），支气管异物可分为：①气体能进能出的部分阻塞型，该型症状不明显；②气体只进不出的活瓣阻塞型，该型可出现肺气肿；③气体只出不进的活瓣阻塞型，该型可早期出现肺不张；④气体不能进出的完全阻塞型，该型可出现阻塞性肺不张。若异物移位致远端阻塞加重，可突然出现呼吸困难或呼吸困难加重。

3. 影像学表现

异物吸入史是诊断呼吸道异物最重要的依据。

CT可显示绝大多数气管支气管异物，根据异物的形状、密度、大小等特征，能够初步分析其为何种物质。金属异物可清晰显示，部分密度极高的异物如钢珠，会在其周围形成放射状伪影；非金属异物如塑料制品、骨头，CT上亦呈高密度；花生米、瓜子等食物表现为略高于水的密度，但由于气道腔内本身为极低密度，故其显示亦较明确。

根据异物在气管内滞留位置与阻塞程度的不同，其CT间接征象各异。气道不完全阻塞最常见，初期往往为阻塞性肺气肿（或称充气过度），CT表现为一侧肺或一个肺叶密度减低，其机制为"活瓣效应"，此时如诊断不明确可加做呼气相CT扫描协助诊断，24小时后可继发阻塞性肺炎。完全性气道阻塞往往表现为一个肺叶或一侧肺阻塞性肺不张，可伴有膈肌升高及纵隔移位等。

CT后处理技术，如MPR、曲面重组（curved planar reformation，CPR）及最大密度投影（maximum intensity projection，MIP），有助于更好显示异物的形态与滞留位置。

4. 鉴别诊断

（1）呼吸道感染性疾病：常见呼吸道感染性疾病如急性喉炎、气管、支气管炎及肺炎等，有咳嗽、气促、声嘶、喉鸣，甚至呼吸困难等表现，需与气管、支气管异物相鉴别，但此类疾病多有呼吸道感染病史，无明显异物吸入史。后者胸部CT多可见肺炎的典型表现，以资鉴别。

（2）喘息性疾病：罹患哮喘等喘息性疾病的患者，以反复发作的喘息、咳嗽为主要临床表现。肺部查体可闻及哮鸣音，呼吸音减低。CT表现为全肺肺气肿。而支气管异物引起的肺气肿往往只局限于异物嵌顿的肺叶，可以进行鉴别。

（3）气管、支气管肿瘤：气管、支气管肿瘤可引起气促、吸气性呼吸困难等临床表现，进行鉴别时需注意有无明确异物吸入病史，症状是否逐渐加重。胸部 CT 可显示气管或支气管内软组织结节或肿块，必要时可行 CT 增强扫描观察其有无强化，若病变有强化则可排除异物，但若异物长期滞留于气管、支气管管腔内，可于其周围形成肉芽组织，亦可强化，但其"核"无强化。

病例 23

患者，男性，61岁。3年前无明显诱因出现反复咳嗽、咳痰、胸憋、气短，经多次抗感染及对症治疗，症状缓解，随后经常复发。近1个月出现胸闷、气急，活动后明显。

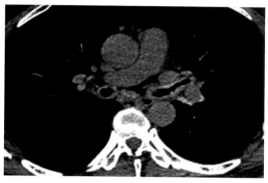

图 23-1

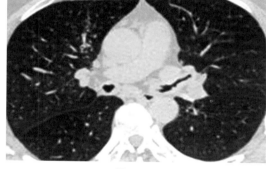

图 23-2

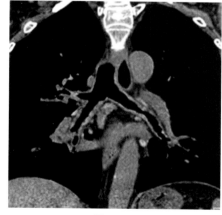

图 23-3

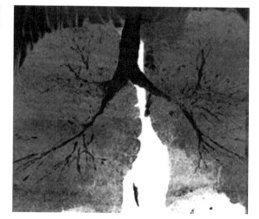

图 23-4

问题

1 图中有哪些异常 CT 表现？

2 该病例最可能的诊断是什么？诊断依据是什么？

3 该病需与哪些疾病相鉴别？

病例 23　气管、支气管淀粉样变性

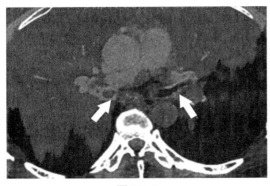

图 23-1　　　　　　　　　　　图 23-2

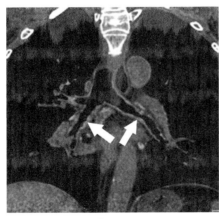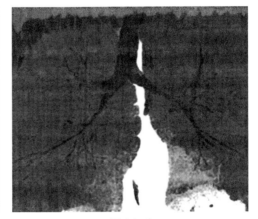

图 23-3　　　　　　　　　　　图 23-4

　　图 23-1 ～图 23-2：为中间段支气管层面横轴位纵隔窗和肺窗 CT 图像，显示左主支气管管壁呈波浪状不均匀增厚（白箭头），内可见钙化，肺内可见多发小结节。图 23-3：冠状位重组图像，显示左、右主支气管管壁广泛不均匀增厚（白箭头），黏膜下结节样钙化灶，管腔轻度狭窄。图 23-4：最小密度投影图像，显示支气管管壁弥漫性狭窄，累及段、亚段支气管

　　该病例经支气管镜活检病理证实为淀粉样变性。

问题答案

❶ 图中有哪些异常 CT 表现?

左、右主支气管管壁弥漫性不均匀增厚,管腔狭窄,增厚的支气管管壁可见钙化结节。

❷ 该病例最可能的诊断是什么? 诊断依据是什么?

该病例最可能的诊断为气管、支气管淀粉样变性。

诊断依据:支气管管壁弥漫性波浪状不均匀增厚,管腔不规则狭窄,管壁黏膜下多发钙化结节。

❸ 该病需与哪些疾病相鉴别?

(1)复发性多软骨炎:复发性多软骨炎的气道增厚均匀,管壁光滑,不累及气道后壁,管腔狭窄通常更弥漫、均匀,气管狭窄明显。

(2)气管、支气管结核:支气管狭窄较广泛,也可见钙化,但不位于黏膜下,患者肺内常合并支气管播散灶。

(3)支气管骨化病:狭窄气道内壁不规则,钙化更明显。

知识点小结

1. 临床表现

气管、支气管淀粉样变性,男性多于女性,好发于 50 ~ 60 岁。常见的症状包括呼吸困难、咳嗽、喘息、咯血和反复发作的肺炎。30% ~ 50% 患者可有五年或更长的生存率。近端气道受累患者比中远端受累者预后差。

2. 发病机制

气管、支气管淀粉样变性是一种罕见的气道疾病,是由蛋白 – 多糖复合体组成的淀粉样物质沉积于细胞外而引起的疾病,可以是全身性疾病的一部分,也可以是原发性病变。该病病因与异常免疫反应、局部感染、其余部位慢性炎症、肿瘤样病变及遗传有关。

3. CT 表现

(1)气管和大支气管局灶性病变,包括管壁不均匀增厚、腔内结节、局灶性斑块样突出,管腔呈环状或偏心性狭窄,如累及叶或段支气管时,常伴有阻塞性不张、肺炎或局限肺过度充气。

(2)弥漫性病变可累及气管、主支气管、叶和段支气管。气管壁增厚主要累及黏膜下层,气管软骨正常,无气管软化,气管后壁亦受累。纵隔窗可见弥漫性或结节性的钙化灶。

明确诊断主要依靠支气管镜检查及组织活检。

4. 鉴别诊断

气管、支气管淀粉样变性需与气管结核、支气管结核、复发性多软骨炎和气管支气管骨化病等相鉴别。

（1）气管、支气管结核：病变累及的支气管管壁增厚伴管腔狭窄，常伴有受累支气管扭曲，管壁钙化。受累的支气管管壁可不光滑，呈波浪状伴息肉状隆起。气管、支气管结核可见病变向肺内沿支气管播散，出现斑点状、小粟粒状阴影（图 23-5 ~ 图 23-6）。

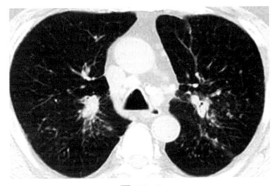 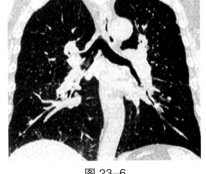

图 23-5   图 23-6

图 23-5 ~ 图 23-6：气管、支气管结核患者，双肺叶支气管管壁增厚，管腔狭窄，肺内见沿支气管血管束播散的粟粒状结节

（2）复发性多软骨炎：除气管、支气管壁受累外，还有其他部位 2 个以上软骨受累，临床可表现为甲状软骨触痛。

（3）气管、支气管骨化病：气管前壁及侧壁广泛分布的黏膜下多发钙化小结节，向腔内突出，病变一般局限于气管软骨周围，一般不累及气管后壁。

5. 治疗

一经活检证实，需要考虑治疗。治疗方法取决于气道阻塞的程度及患者的症状，包括局部切除、激光治疗及其他治疗。弥漫性气道受累需行支架植入术或放疗。部分病变需进行局部治疗，且常需多次治疗。目前，支气管镜下切除术为标准治疗方法。

病例 24

患者，男性，56岁。10年前受凉后出现咳嗽、咳痰，伴呼吸困难，活动后加重。此后反复发作，给予抗菌、止咳等治疗，效果不佳。5年前因呼吸道梗阻行气管切开并行支架置入术。1周前，患者因咳嗽、声嘶、呼吸困难而就诊。

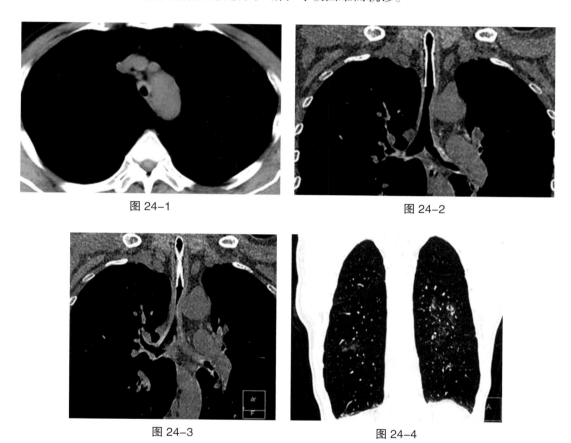

图 24-1

图 24-2

图 24-3

图 24-4

问题

❶ 图中有哪些异常 CT 表现？

❷ 该病例最可能的诊断是什么？诊断依据是什么？

❸ 该病需与哪些疾病相鉴别？

病例 24　气管、支气管复发性多软骨炎

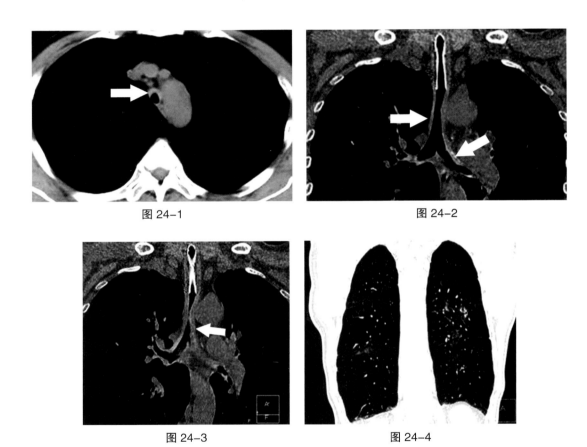

图 24-1　　　　　　　　　　　图 24-2

图 24-3　　　　　　　　　　　图 24-4

图 24-1 ～图 24-4：示气管及两侧主支气管管壁弥漫增厚，以前壁及两侧壁增厚为主（白箭头），气管管腔狭窄，最窄处直径小于 1 cm，管壁内表面尚光整，增厚的支气管管壁可见多发钙化，两肺散在斑片状磨玻璃密度影及小叶中心结节（炎性）

问题答案

❶ 图中有哪些异常 CT 表现？

气管、支气管管壁弥漫性均匀增厚，管壁光滑，管腔狭窄，增厚的管壁可见钙化，双肺合并感染。

❷ 该病例最可能的诊断是什么？诊断依据是什么？

该病例最可能的诊断为气管、支气管复发性多软骨炎。诊断依据：

（1）气管、支气管管壁弥漫性增厚，包括气管、主支气管及叶级支气管，管壁厚度＞2 mm，以气管的前、侧壁增厚为主，而后壁的膜部不受累。气管的内、外轮廓较光整。

（2）气管、支气管管腔狭窄，气管管腔直径＜1 cm。

（3）气管密度增高，部分钙化。

❸ 该病需与哪些疾病相鉴别？

（1）气管、支气管淀粉样变性：气管、支气管管壁不规则增厚，累及后壁膜部，管腔环形或不对称狭窄，可出现管壁钙化。

（2）气管、支气管骨化病：不累及后壁膜部，气管内壁通常不光滑，呈不规则突出的钙化性小结节。

（3）气管、支气管结核：狭窄的管壁不规则增厚，结节状突起、腔内不光整、管腔扭曲变形、僵直，常伴肺内结核病变，大多好发于双上肺及双肺下叶背段，发病部位与肺结核的好发部位一致。

知识点小结

复发性多软骨炎是一种罕见的可危及生命的自身免疫性疾病，以软骨组织、结缔组织复发性和进行性软骨炎为特征，几乎可以发生于全身任何器官，最常见于外耳、鼻、大气道和肋软骨，也可累及大血管、肾脏、皮肤和心脏等。

1. 临床表现

各年龄段均可发病，发病高峰为 40 ~ 60 岁，儿童罕见，无性别差异。早期可出现甲状软骨、环状软骨和气管软骨的压痛。高达 50% 的患者存在气道受累，是死亡的主要原因。喉头和气管支气管的软骨炎可导致声音嘶哑、咳嗽、呼吸困难、喘鸣；活动期可有发热、局部疼痛、疲乏无力、体重减轻和食欲减退；慢性期主要表现为炎症引起的气道狭窄，声门下区常见。

2. 发病机制

病因尚不清楚，发病机制一般认为是由于软骨基质受到外伤、炎症、过敏等因素刺激而暴露出抗原性，导致机体对软骨出现免疫反应。

3. CT 表现

CT 具有良好的空间和密度分辨率，是较理想的诊断方法，多层螺旋 CT 的薄层扫描及多平面重组、最小密度投影及三维重组等均能清晰显示气道形态学改变，包括气管、大支气管管壁增厚、管壁密度增高或钙化、管腔狭窄、气管软化及管壁与周围结构之间的脂肪层模糊等。气管或主支气管壁增厚的标准为厚度＞ 2 mm，以喉部和上气道受累最常见，也可累及亚段气道。管壁增厚主要位于前壁和两侧壁，呈均匀增厚，气管后壁不受累有助于区分复发性多软骨炎和其他疾病。部分患者冠状位重组图像可见管壁厚薄不一，软骨部分最厚。气管腔狭窄可呈弥漫性或局限性，成年人弥漫性狭窄的标准是管腔直径＜ 1 cm，局限性狭窄以管腔缩小 25% 作为判断标准。支气管的狭窄通常呈均匀弥漫性。

动态呼、吸气相 CT 扫描气道横截面积减少 50% 以上，提示气管、支气管软化塌陷，这可能是复发性多软骨炎早期发现的唯一气道异常。早期的积极治疗可能会延迟或阻止不可逆的软骨破坏，因此，动态 CT 成像应成为复发性多软骨炎患者常规影像学评估的重要组成部分。

由于对病变缺乏认识，临床上易被误诊为慢性支气管炎、哮喘等其他疾病。支气管镜检查显示气管支气管黏膜增厚、广泛充血水肿、管腔狭窄及软骨环消失等特点。

4. 鉴别诊断

该病主要与其他能引起气道壁增厚钙化和管腔狭窄的疾病相鉴别。

（1）气管、支气管淀粉样变性：气管、支气管管壁呈波浪状不规则增厚，可累及后壁膜部，可见腔内结节、管腔环形或不对称狭窄，可出现管壁钙化。

（2）气管、支气管骨化病：不累及后壁膜部，气管内壁常不光滑，可见不规则突起的钙化性小结节。

（3）气管、支气管结核：支气管狭窄，管壁不规则增厚，腔内见结节状突起、表面不光整，管腔扭曲、变形及僵直，常伴发肺内结核病变。

（4）气管、支气管结节病：气管、支气管内肉芽肿可导致管壁增厚，较少引起明显的管腔狭窄，一般无钙化，常有双侧肺门及纵隔淋巴结增大。

5. 治疗

该病无有效治疗方法，糖皮质激素、免疫抑制剂可缓解症状，但不能延缓疾病进展。支架植入术是呼吸道受累、气管塌陷后的首选治疗方法。气管、支气管支架植入后可扩张塌陷的气管，减少并发症，改善患者生活质量，延长生存期。

病例 25

患者，男性，55岁。突发性上腹部疼痛1天，呈刀割样，伴恶心呕吐，遂行胸部正位片、食管造影，口服阳性对比剂后行胸部CT扫描。

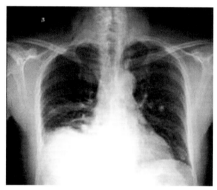

图 25-1　　　　　　　　　　　　　　　　图 25-2

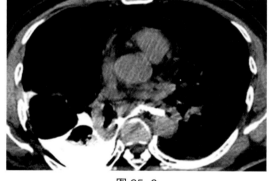

图 25-3

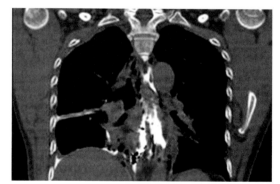

图 25-4

问题

❶ 图中有哪些重要的影像学表现？

❷ 图中病变累及的范围，解剖学依据是什么？

❸ 该病例最可能的诊断是什么？诊断依据是什么？

❹ 该病需与哪些疾病相鉴别？

❺ 临床确诊该病还有什么方法？

病例 **25** 自发性食管破裂

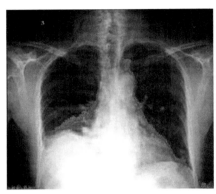
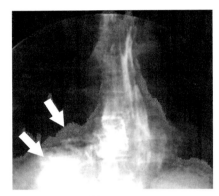

图 25-1   图 25-2

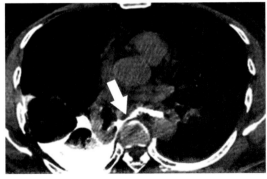
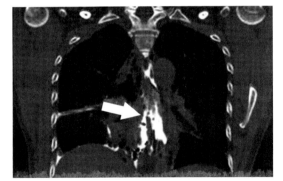

图 25-3   图 25-4

图 25-1：胸部正位片，右颈、胸部软组织内积气，右侧气胸、右肺下叶高密度斑片影，右膈肌抬高，右肋膈角消失。图 25-2：食管造影，对比剂于食管胸中下段向右侧外漏，纵隔及右侧胸腔内可见对比剂（白箭头），食管未见异常扩张或狭窄征象。图 25-3 ~ 图 25-4：口服对比剂胸部 CT 扫描，横轴位及冠状位重组图像，显示食管胸中下段对比剂漏入纵隔及右侧胸腔内，可见瘘道显示（白箭头），伴右侧胸腔积液、右肺部分实变

问题答案

❶ 图中有哪些重要的影像学表现？

（1）胸部正位片：右颈、胸部皮下及软组织内积气，右侧气胸，右肺下叶高密度斑

片影，右侧胸腔积液。

（2）食管造影：对比剂于食管胸中、下段向右侧外漏，纵隔及右侧胸腔内可见对比剂，食管未见异常扩张或狭窄征象。

（3）CT（口服阳性对比剂）：食管胸中、下段对比剂外漏入纵隔及右侧胸腔内，可见瘘道显示，伴右侧胸腔积液、右肺部分实变。

❷ 图中病变累及的范围，解剖学依据是什么？

病变累及食管胸中、下段右侧壁，长约1.5 cm，纵隔及右侧胸腔均受累，纵隔及颈、胸部皮下积气。

食管解剖分段：①颈段。食管入口至胸骨柄上缘的胸廓入口处。②胸上段。胸廓入口至气管分叉平面。③胸中段。气管分叉平面至胃食管交界处全长的1/2。④胸下段。气管分叉平面至胃食管交界处全长的下1/2。⑤腹段。食管裂孔至贲门。

❸ 该病例最可能的诊断是什么？诊断依据是什么？

该病例最可能的诊断为自发性食管破裂，伴食管－胸腔瘘、右侧气液胸、右肺下叶炎症和纵隔及颈、胸部皮下气肿。

诊断依据：呕吐后突发胸痛、伴纵隔及皮下积气，考虑气管或食管破裂，因无外伤及剧烈咳嗽史，考虑自发性食管破裂。口服阳性对比剂后胸部CT显示对比剂外漏。胸部CT在显示破裂范围及周围并发症，胸膜腔瘘及肺部受累情况具有较高价值。食管壁无浆膜层支持，故在食管腔压力增高的情况下，易发生破裂。

❹ 该病需与哪些疾病相鉴别？

（1）食管病变继发破裂：反流性食管炎可有烧心、反酸病史；化学性及放射性食管炎均有相关病史，并可见较大范围管壁增厚及黏膜杂乱改变，管腔多狭窄；食管癌可见食管充盈缺损或黏膜中断，近侧管腔扩张。

（2）气管、支气管断裂：CT显示支气管完整，口服阳性对比剂后显示食管外有对比剂外漏，可确诊食管破裂。气管、支气管断裂往往纵隔积气更为明显，临床上表现为突发呼吸困难，甚至窒息，CT多平面重组有利于观察破口。

❺ 临床确诊该病还有什么方法？

通过胸腔穿刺术抽取积液，如果发现积液内含有消化道内容物，即可诊断。亦可口服亚甲蓝后胸腔穿刺，如抽出蓝色液体，即可明确诊断。

拓展病例

患者，男性，57岁。主因腹部不适1天，剧烈恶心、呕吐后12小时入院。行胸、腹部CT示左侧液气胸。左侧胸腔穿刺抽出褐色浑浊液，考虑食管破裂。

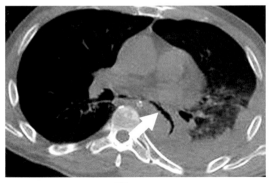
图 25-5

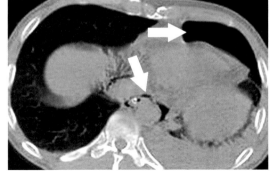
图 25-6

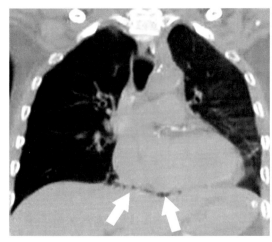
图 25-7

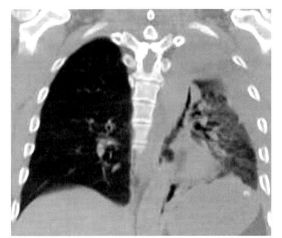
图 25-8

　　图 25-5 ~ 图 25-6：横轴位 CT 平扫骨窗图像，见后纵隔弧形游离气体（白箭头），左侧液气胸及左肺下叶膨胀不全。图 25-7 ~ 图 25-8：CT 平扫冠状位重组图像，见"膈肌连续征"（白箭头），可提示该病，因未服阳性对比剂，故不易判断破裂位置及范围。术中见靠近膈肌处，纵隔胸膜有一长约 3 cm 破口，食管胸下段有一长约 4 cm 破口

知识点小结

　　自发性食管破裂是指食管腔内压力骤然增加，导致食管全层破裂，多见于饮酒、呕吐之后，可称为非外伤性穿孔，又称为 Boerheave 综合征。该病发病率低、病情发展迅速，死亡率极高。部分为食管壁层撕裂，称为 Mallory-weiss 撕裂。

1. 临床表现

　　发生呕吐后，突然感觉胸部剧烈撕裂样疼痛，向肩背部放射。颈段穿孔可为颈部疼

痛；胸中上段穿孔可为胸痛；胸下段及腹段穿孔可为上腹痛。伴发液气胸时，可同时伴有呼吸功能障碍。

Barrett 于 1946 年提出食管破裂"三联征"：呼吸急促、腹部压痛、颈部皮下积气，随后可发生全身脓毒性感染症状，合并纵隔炎、脓胸及大血管破裂等严重并发症。

2. 发病机制

食管壁无浆膜层，缺失弹力纤维和胶原蛋白，中上段为骨骼肌，并与周围结构毗邻较紧密，相互支撑保护，不易发生破裂，而下段为平滑肌，且毗邻结构较少，容易发生破裂，破裂口呈纵行，与肌纤维平行，常位于左侧后壁。胃液进入纵隔后，发生腐蚀性的损伤，常穿破胸膜，并发胸膜瘘，发生胸腔积液、肺炎及张力性气胸。

3. 影像学表现

（1）胸部正位片可显示纵隔及皮下积气，25% 病例可显示 Nacleria V 征（位于左侧肋脊角的腔外气体影），出现此征象，可以考虑此诊断。

（2）食管造影可显示对比剂外漏，也可确诊。

（3）口服对比剂后行 CT 检查，可显示食管腔外对比剂外漏，大部分还可显示瘘道、破裂位置、破裂范围，并可显示食管壁血肿、纵隔及颈部皮下积气、纵隔脓肿、胸腔积液或气胸及肺炎等征象。

4. 鉴别诊断

在临床上，自发性食管破裂的部分病例所表现出的症状可与急性心肌梗死、主动脉夹层、肺动脉栓塞重叠。自发性食管破裂往往继发于剧烈呕吐，CT 增强扫描可帮助鉴别。

继发性食管破裂，往往有食管原发疾病病史，如食管癌、放射性食管损伤及化学性食管损伤等。气管、支气管破裂亦需与该病鉴别，具体鉴别点如上所述。

5. 治疗和预后

自发性食管破裂治疗方法及预后，与疾病诊断早晚、破裂口大小、进入胸腔的胃内容物的数量、污染程度等密切相关。如破裂口较小、并发症少，可通过胸腔引流及抗感染保守治疗，破口多可愈合；如破裂口较大、并发症多，需要手术治疗。

患者，男性，61 岁。5 天前进食稀饭时误吞枣核，出现咽部不适感，伴吞咽困难及胸骨后疼痛感，3 天前出现发热症状。

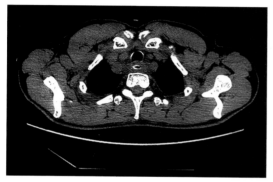

图 26-1

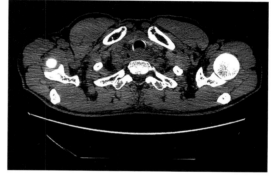

图 26-2

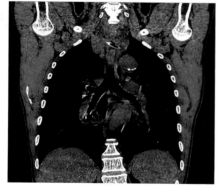

图 26-3

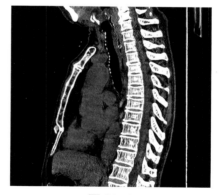

图 26-4

问题

❶ 图中有哪些异常 CT 表现？

❷ 该病例最可能的诊断是什么？诊断依据是什么？

❸ 请简述该病的好发部位。

❹ MSCT 对该病的诊断有哪些作用？

❺ 该病需与哪些疾病相鉴别？

病例 26　食管异物

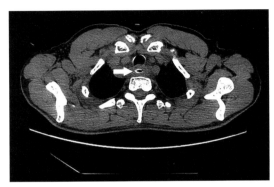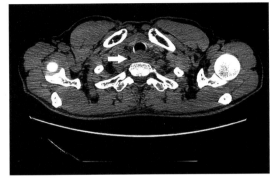

图 26-1　　　　　　　　　　　　　　　　图 26-2

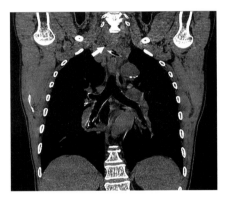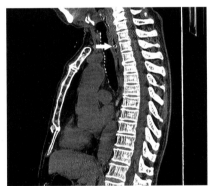

图 26-3　　　　　　　　　　　　　　　　图 26-4

图 26-1 ～图 26-2：胸部 CT 平扫横轴位纵隔窗图像，食管上段梭形高密度异物影（白箭头），食管旁间隙积气（白箭头），食管壁及周围软组织肿胀。图 26-3：冠状位重组图像，显示食管内高密度异物为梭形，接近横行嵌顿于食管腔，其两个尖端分别抵于食管之左、右侧壁，食管旁间隙积气（白箭头）。图 26-4：矢状位重组图像，显示高密度异物的横断面（白箭头）

问题答案

❶ 图中有哪些异常 CT 表现?

（1）食管上段尖梭形异物影。

（2）局部食管壁增厚。

（3）食管间隙内点状气体影。

❷ 该病例最可能的诊断是什么？诊断依据是什么？

该病例最可能的诊断为食管异物穿孔，诊断依据：

（1）患者有明确异物吞入史。

（2）食管入口处腔内可见梭形高密度影，符合异物的形态学特征。

（3）冠状位 CT 重组图像显示异物全貌。

（4）食管周围脂肪间隙可见积气，提示异物致食管穿孔，气体来源于食管腔。

❸ 请简述该病的好发部位。

食管异物多停留于食管的生理狭窄区，包括食管入口、主动脉弓压迹和左主支气管压迹及食管下段，约 80% 发生于下咽部和食管入口。

❹ MSCT 对该病的诊断有哪些作用？

MSCT 对食管异物的显示有较高的敏感性和准确性，结合后处理技术如 MPR、MIP 等，能够清晰显示患者异物的位置和方向。当食管异物长时间滞留时，可合并穿孔、梗阻，甚至食管 - 主动脉瘘、气管 - 食管瘘，CT 扫描也能够清晰显示上述病变。

❺ 该病需与哪些疾病相鉴别？

如果食管腔内异物缺乏影像学特点，且异物吞入史不明确者，需与占位相鉴别。当出现食管黏膜腐蚀、食管 - 主动脉瘘、气管 - 食管瘘、纵隔炎症反应、纵隔脓肿等合并症时，需要与可引起类似改变的其他情况进行鉴别。

拓展病例

患者，男性，83 岁。1 天前进食粘糕时误吞枣核，出现进食困难，伴颈部憋胀、疼痛。

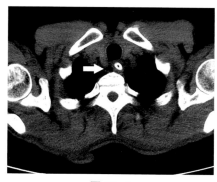 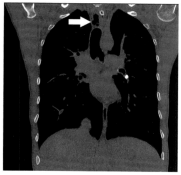

图 26-5　　　　　　　　　　　　　　图 26-6

图 26-5：胸部 CT 平扫横轴位图像，食管入口处管腔内可见条梭形高密度影（白箭头），食管右侧脂肪间隙内可见气体密度影（白箭头）。图 26-6：冠状位重组 CT 图像，见条形影嵌顿于食管内，食管周围软组织内可见积气，提示食管穿孔（白箭头）

知识点小结

1. 临床表现

食管异物好发于儿童、精神病患者、犯人和有食管基础疾病者，以及牙齿缺失的老年人。约 75% ~ 80% 为儿童，大多数为 18 ~ 48 月龄。食管异物患者症状较明显，常表现为异物阻塞感、恶心、呕吐、疼痛及吞咽困难等。不能主诉病史的儿童，若表现为拒食、流涎与易激惹等，应考虑异物可能。异物造成食管周围软组织肿胀并压迫气管者，可表现为咳嗽、气促等呼吸系统症状。

特异性的临床表现提示存在相应的并发症。发热提示感染；血性唾液、呕血提示有黏膜损伤；吞咽唾液困难、流涎者常提示食管梗阻；颈部肿胀、红斑及压痛高度怀疑食管穿孔；致命性大出血需警惕食管 – 主动脉瘘。

2. 发病机制

食管异物的好发部位与其解剖特点有关，食管有 3 个生理性狭窄：①食管入口处，即颈 6 椎体平面环状软骨后方，食管括约肌起始部；②胸 4 椎体平面主动脉弓压迹处；③食管下段。约 80% 的异物滞留于下咽部和食管上段。

3. 影像学表现

多数成人和大龄儿童，异物吞入史常比较明确，结合影像学检查，较易做出诊断，并能明确异物嵌顿的位置。普通 X 线摄片范围应包括颈部、胸部及腹部。消化道钡餐造影，会影响内窥镜检查和异物取出。已诊断为食管异物，虽然其嵌顿位置明确，但若怀疑有穿孔或其他合并症时，应行 CT 检查。低龄患儿与精神异常者无法自诉病史，另有少部分患者异物吞食史不明确，常需根据临床表现推测上消化道异物可能，宜行深入检查。

（1）胸部正侧位片能够显示 X 线阳性异物，儿童患者最常见的异物为硬币，其次为果核、动物骨头。X 线平片的敏感性约 47%，准确性约 52%。一些异物，如肉类、小骨头、塑料、铝制品、玻璃、木头，可能会呈假阴性。

（2）钡餐造影的禁忌证，包括临床异物嵌顿症状明显或怀疑食管穿孔，后者钡剂可能漏出到纵隔或胸腔。

（3）CT 对食管异物的诊断价值较大。CT 诊断食管骨头异物嵌顿的敏感性和特异性均较高。多排螺旋 CT 检查时间短，采用容积扫描，可进行多平面重建，有利于显示异物的位置和形态，以及合并症。CT 表现，依异物的种类、嵌顿的位置及合并症的不同而有所不同。硬币是儿童最常见的食管异物，鱼刺、鸡骨头次之。

虽然影像学检查是诊断上消化道异物的重要手段，但仍存在一定的漏诊率，结果阴性者无法排除诊断。

4. 鉴别诊断

食管异物本身不需与其他疾病鉴别，但当异物吸入史不明确或异物穿孔或伴发其他合并症时，需与一些疾病鉴别。

食管穿孔是最常见的合并症，其发生率约 3% ~ 35%，致死率约 20%，在 CT 上可表现为纵隔积气，当异物显示清晰时不难与气管破裂鉴别，若异物显示不明确时，需详细询问临床病史以协助诊断，必要时可口服对比剂后行 CT 扫描以资鉴别。

食管穿孔后可形成纵隔炎，需与颈部下行性纵隔炎及开放性外伤之纵隔脓肿相鉴别。颈部下行性纵隔炎往往有咽后壁脓肿、牙源性感染或颈部间隙感染。开放性外伤性纵隔脓肿往往有明确外伤史，鉴别不难。

食管穿孔后形成的气管-食管瘘，需与气管异物穿孔进行鉴别，后者可在气管或支气管发现异物。极少数食管异物会迁移至气道、血管、周围软组织。

5. 治疗与预后

大部分异物可以自行通过食管。尖锐、狭长的异物穿孔风险大，易穿破血管、形成瘘管。取出成功率达 92% ~ 98%。口咽部异物，往往可使用止血钳直接取出。食管上段异物需借助间接喉镜或纤维鼻咽镜取出。近年来，经鼻软镜的应用越来越多。

病例 27

患者，男性，65岁。进食硬物后出现吞咽困难，胸前区针扎样疼痛及呕血，行胸部CT增强扫描后又行口服阳性对比剂后CT平扫。

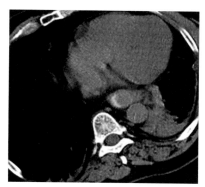

图 27-1

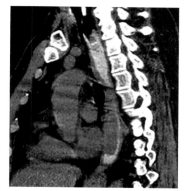

图 27-2

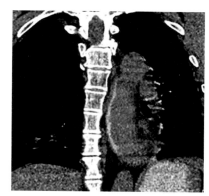

图 27-3

图 27-4

问题

1 图中有哪些异常 CT 表现?

2 图中病变来源于食管腔? 还是食管壁?

3 该病例最可能的诊断是什么? 诊断依据是什么?

4 有哪些疾病可以出现类似图中的 CT 表现?

病例 **27**　食管壁内血肿

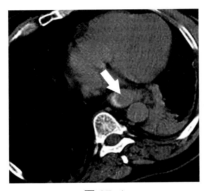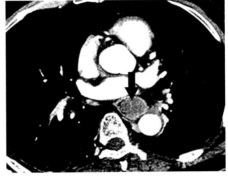

图 27-1　　　　　　　　　　　　　图 27-2

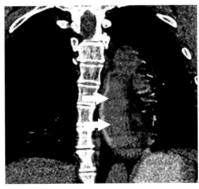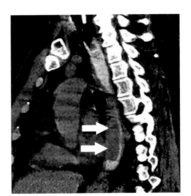

图 27-3　　　　　　　　　　　　　图 27-4

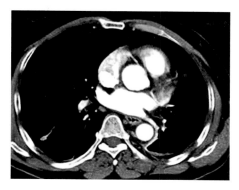

图 27-5

图 27-1 ~ 图 27-2：横轴位 CT，口服阳性对比剂后，可见食管管腔狭窄成新月形，在食管内阳性对比剂的衬托下，可见食管壁偏心性增厚，密度均匀，CT 值接近于胸主动脉（图 27-1，白箭头）。增强扫描增厚的食管壁未见强化（图 27-2，黑箭头）。图 27-3 ~ 图 27-4：冠状位与矢状位重组图像，可见食管壁大范围、偏心性增厚，管腔明显狭窄，病变区食管内缘光滑，病变呈长梭形。矢状位可见食管腔呈线样狭窄。图 27-5：经内科保守治疗 2 周后复查，食管壁血肿消失，食管壁厚度恢复正常

问题答案

❶ 图中有哪些异常 CT 表现？

（1）食管壁偏心性增厚，密度均匀，CT 值接近于胸主动脉，增强扫描无强化。

（2）口服阳性对比剂后 CT 扫描，可见病变呈梭形，且病变内缘光滑，管腔呈线样狭窄。

❷ 图中病变来源于食管腔？ 还是食管壁？

（1）病变呈"偏心性"，且位于食管侧壁，提示病变可能来源于食管壁。

（2）病变内缘光滑，提示可能来源于食管黏膜下层或肌层。反之如果内缘不光滑，则提示病变来源于食管黏膜层。

❸ 该病例最可能的诊断是什么？ 诊断依据是什么？

该病例最可能的诊断为食管壁内血肿。诊断依据：患者有进食硬物史，且临床表现为针刺样胸前区疼痛及呕血，CT 图像可见：

（1）食管壁呈弥漫性"偏心性"狭窄，CT 平扫密度均匀，CT 值接近于胸主动脉，提示病变可能为血肿。

（2）增强扫描无强化，提示病变无血供，进一步提示可能为血肿。

（3）CT 冠状位与矢状位重组图像可见病变内缘光滑，提示其内缘可能为正常食管黏膜或病变本身为包膜完整的良性肿瘤，但患者临床症状为突发，故优先考虑急性病变，如血肿。

❹ 有哪些疾病可以出现类似图中的 CT 表现？

（1）原发性食管黏膜相关淋巴组织淋巴瘤：可表现为食管壁弥漫性环形增厚（白箭头），增强扫描呈轻度强化（图 27-6 ～图 27-7）。另外，该病的临床表现提示疾病为慢性过程，随着疾病的发展吞咽困难往往逐渐加重，而非突然出现。

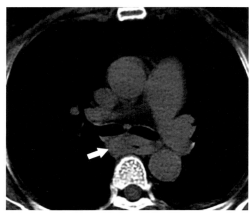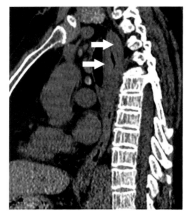

图 27-6   图 27-7

（2）嗜酸性粒细胞性食管炎：罕见，表现为多灶性、节段性食管壁增厚，食管腔狭窄，病变近端食管常无扩张，一般不出现梗阻。

拓展病例

患者，男性，52 岁。进食后突发胸骨后撕裂样疼痛，呈持续性。

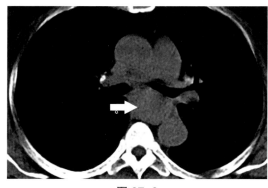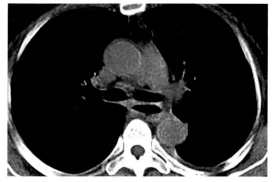

图 27-8   图 27-9

图 27-8：食管壁明显弥漫性环形增厚，密度均匀，CT 值接近胸主动脉（白箭头），诊断为食管壁内血肿。图 27-9：经保守治疗后复查 CT，食管壁内血肿消失，食管壁厚度恢复正常

知识点小结

1.临床表现

食管壁内血肿是一种少见的食管损伤，以食管黏膜撕裂，形成血肿为特点。1957年，Williams首次报道，截至2008年文献报道了150余例，有人将其命名为食管夹层、食管壁撕裂、食管卒中。

食管壁内血肿好发于老年人，女性发病率约为男性的2倍。临床表现和病史是该病重要的诊断依据。大多数患者出现胸骨后疼痛、呕血、吞咽困难与吞咽痛。典型三联征包括胸痛、吞咽困难、呕血。有时类似于心血管急症或恶性肿瘤，故做出该诊断时需排除这些疾病。

2.发病机制

食管壁内血肿的发病原因可能为外伤、剧烈呕吐、用力吞咽或咳嗽。其危险因素包括女性、食管异物、胸部创伤及凝血功能异常等。凝血功能异常是食管壁内血肿最常见的危险因素。气管插管、内镜检查、食管活检、静脉曲张结扎和硬化治疗等医疗操作，亦可导致继发性食管壁内血肿。

3.影像学表现

影像学检查包括钡餐造影、CT、MRI和超声。CT和MRI表现为食管腔内和壁内血性密度及信号，能了解有无食管穿孔。食管造影可显示黏膜线或双腔征，还可了解有无肌层撕裂。超声表现为食管黏膜下低回声灶。

口服阳性对比剂，同时静脉内注射对比剂，是理想的检查方法，其特点是安全、无创、方便及特异性高。表现为食管壁环形或偏心性增厚，边界清晰，典型的血肿密度，无强化。口服阳性对比剂对鉴别是否合并穿孔具有重要价值。

另外，消化内镜检查显示食管内壁呈淡蓝色或淡紫色，伴或不伴食管腔狭窄，可提示食管壁内血肿。但操作可能会导致食管穿孔，故是否选择行消化内镜检查仍存在争议。

4.鉴别诊断

该病的CT特点为食管壁广泛增厚，需与其他易导致食管壁增厚的疾病相鉴别，如原发性食管黏膜相关淋巴组织淋巴瘤、嗜酸粒细胞性食管炎，其鉴别方法如上所述。

5.治疗与预后

多数食管壁内血肿宜采取保守治疗，包括胃肠外营养、静脉补液、止吐及使用质子泵抑制剂等。血肿一般在2～3周内吸收，愈合后可遗留线状溃疡。少数病例保守治疗后会在真假腔之间形成黏膜隔膜，此时需要介入干预。部分需行黏膜剥脱或食管纵行切除。

病例 28

患者，男性，62 岁。右肺癌放射治疗后出现吞咽困难 1 周，胸部增强 CT 扫描（图 28-1 ~ 图 28-2）及 1 年后胸部增强 CT 扫描复查（图 28-3 ~ 图 28-4）。

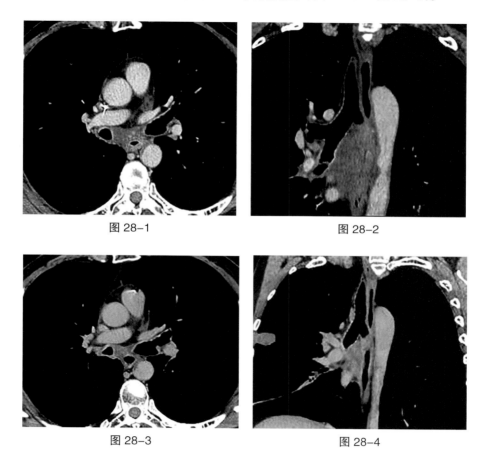

图 28-1

图 28-2

图 28-3

图 28-4

问题

❶ 图中有哪些异常 CT 表现？

❷ 该病例最可能的诊断是什么？诊断依据是什么？

❸ 该病需与哪些疾病相鉴别？

病例 28 放射性食管炎

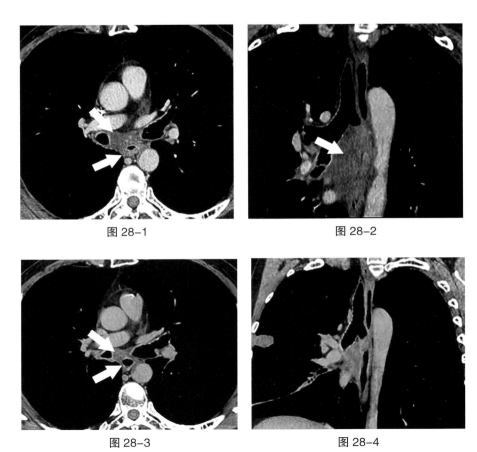

图 28-1   图 28-2

图 28-3   图 28-4

图 28-1 ～图 28-2：胸部 CT 增强扫描轴位及冠状位重组图像，隆突下食管壁明显增厚，邻近纵隔内可见软组织肿胀影（白箭头），支气管分叉角变大。图 28-3 ～图 28-4：1 年后胸部增强 CT 扫描复查，轴位及矢状位重组图像，显示隆突下食管壁增厚程度较 1 年前明显好转，周围纵隔内软组织密度影明显减少（白箭头）支气管分叉角减小

问题答案

❶ 图中有哪些异常 CT 表现？

（1）食管胸段壁明显增厚，邻近软组织肿胀，呈低强化。周围结构受压移位。两侧

支气管夹角变大。

（2）1年后复查，食管胸中、上段壁轻度增厚，呈低强化，管壁增厚程度较1年前减轻，范围减小。周围结构受压也减轻。两侧支气管夹角变小。

❷ 该病例最可能的诊断是什么？诊断依据是什么？

该病例最可能的诊断为放射性食管炎。

诊断依据：右侧肺癌放疗病史，食管壁偏心性增厚，右侧壁为著，呈低强化改变，食管黏膜强化连续，1年后复查，明显好转。

❸ 该病需与哪些疾病相鉴别？

（1）食管癌：食管癌可见食管充盈缺损或黏膜中断改变。

（2）食管其他炎症：食管壁均匀增厚或管腔挛缩改变。而该病例食管壁增厚，右侧为著，与放疗窗口吻合，结合病史可资鉴别。

（3）食管结核：多有其他器官结核，可有不同程度的乏力、低热及盗汗等中毒症状，继之出现吞咽不适和进行性吞咽困难，常伴有持续性咽喉部及胸骨后疼痛，吞咽时加重，CT表现为管壁不规则增厚，结合病史可资鉴别。

知识点小结

放射性食管炎是指在肺癌、食管癌等放射治疗时，由于食管处在照射野之内，而受到不同程度照射损伤所致的临床病症。

1. 临床表现

放射性食管炎的主要表现为：吞咽疼痛、恶心、呕吐及胸骨后烧灼感等，轻者出现进食困难，体重下降；重者可导致营养不良，甚至中断放疗，影响肿瘤的总体治疗效果。

WHO肿瘤放射治疗协作组（RTOG）发表的急性放射性食管损伤的评分标准（表28-1）。

表 28-1　RTOG 食管急性放射反应分级标准

分级	RTOG
0 级	无症状
1 级	轻度吞咽困难或吞咽疼痛，需用表面麻醉药、非麻醉药镇痛或进半流食
2 级	中度吞咽困难或吞咽疼痛，需麻醉药镇痛或进流质饮食
3 级	重度吞咽困难或吞咽疼痛，伴随脱水或体重降低（相对治疗前降低大于15%），需鼻胃饲或静脉输液补充营养
4 级	完全梗阻、溃疡、穿孔、瘘道形成

2. 发病机制

放射线电离作用使食管组织中的水分子大量分解成自由基，而氧自由基可攻击细胞膜的脂肪酸、蛋白质及核酸，引起膜流动性降低，通透性增高，线粒体肿胀，溶酶体破坏和溶酶体释放，继而导致组织损伤，引起和加剧炎症反应，随后食管深层肌肉发生凝固性坏死，血管神经丛、神经节细胞受到炎细胞、成纤维细胞浸润，黏膜下层纤维化改变，导致食管狭窄，鳞状上皮发生变性、坏死、形成溃疡，甚至出现不典型增生。另外放疗后机体免疫力下降，可引起食管感染，加重食管炎症程度。

3. 影像学表现

（1）X 线造影可见食管蠕动减弱，管腔挛缩、渐进性狭窄，黏膜内可见小溃疡，部分可出现食管气管瘘，对比剂外漏改变。

（2）CT 可以直接显示照射野内食管壁水肿、增厚的程度，周围结构受压的情况，以及并发周围脓肿的范围。口服对比剂后 CT 扫描可显示食管 – 气管瘘。

4. 鉴别诊断

放射性食管损伤也有明确的胸部放射治疗史，且随着放射剂量的增加，临床症状往往同步加重，诊断较为明确。当临床表现不典型或伴有其他症状时，需与食管癌、食管结核等疾病相鉴别，鉴别要点如上所述。

5. 治疗与预后

治疗原则为收敛、消炎、保护食管黏膜、修复、止痛及营养支持等。如发生穿孔等严重并发症，需禁食及抗感染治疗。多数患者停止接触放射线，通过治疗可痊愈。

病例 29

患者，男性，17岁。误服 84 消毒液后出现持续性咽部及胸骨后疼痛。24 小时后行胸部 CT 扫描（图 29-1 ~ 图 29-2），并于 1 周后复查（图 29-3 ~ 图 29-4）。

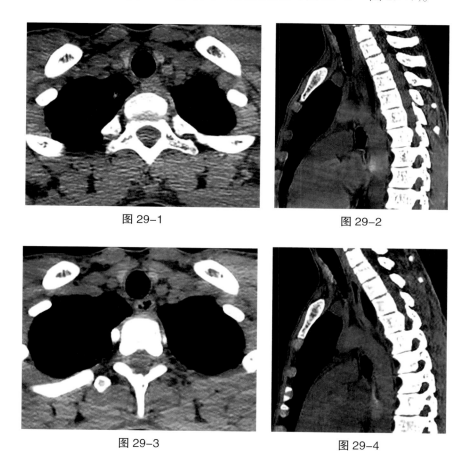

图 29-1

图 29-2

图 29-3

图 29-4

问题

❶ 图中有哪些异常 CT 表现？

❷ 图中病变累及的范围，解剖学依据是什么？

❸ 该病例最可能的诊断是什么？诊断依据是什么？

❹ 该病需与哪些疾病相鉴别？

病例 29 食管化学性烧伤

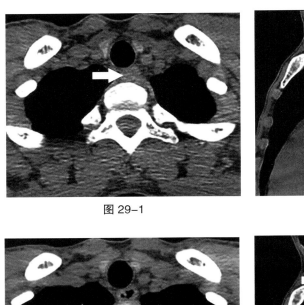

图 29-1 图 29-2

图 29-3 图 29-4

图 29-1：误服 84 消毒液 24 小时胸部 CT 轴位图像，显示食管颈段管壁明显均匀增厚（白箭头）。图 29-2：胸部 CT 冠状位重建图像，显示食管颈段 - 胸上段明显渐进性均匀增厚（白箭头）。图 29-3 ~ 图 29-4：1 周后胸部 CT 复查图像显示食管颈段壁轻度均匀增厚，较 1 周前明显好转（白箭头）

问题答案

❶ 图中有哪些异常 CT 表现？

误服 84 消毒液后胸部 CT 显示食管颈段 - 胸上段明显均匀增厚，1 周后复查，食管颈段 - 胸上段壁增厚程度明显减轻，范围减小。

❷ 图中病变累及的范围，解剖学依据是什么？

病变累及颈段－胸上段。食管解剖分段如下。

①颈段：食管入口至胸骨柄上缘的胸廓入口处。②胸上段：胸廓入口至气管分叉平面。③胸中段：气管分叉平面至胃食管交界处全长的上 1/2。④胸下段：自气管分叉平面至胃食管交界处全长的下 1/2。⑤腹段：食管裂孔至贲门。

❸ 该病例最可能的诊断是什么？诊断依据是什么？

该病例最可能的诊断为食管颈段－胸上段化学性烧伤。

诊断依据：结合化学品食入史，食管壁均匀增厚改变，1 周后复查，管壁增厚程度减轻。

❹ 该病需与哪些疾病相鉴别？

（1）食管癌：食管癌可见食管充盈缺损或黏膜中断改变。

（2）食管其他炎症：反流性食管炎位于中下段，表现为胸骨后烧灼痛，且与体位有明显关系；放射性食管炎有明确放疗病史；异物所致食管损伤也有相关病史可以帮助鉴别。

（3）食管结核：多有其他器官结核，也可有不同程度乏力、低热、盗汗等中毒症状，继之出现吞咽不适和进行性吞咽困难，常伴有持续性咽喉部及胸骨后疼痛，吞咽时加重，CT 表现为管壁不规则增厚，结合病史可资鉴别。

拓展病例

患者，女性，63 岁。"口服甲氨基阿维菌素约 500 mL，8 小时后"入院，伴恶心、呕吐。

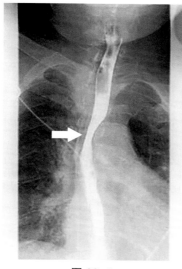 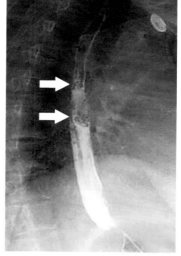

图 29-5   图 29-6

图 29-5 ～ 图 29-6：消化道造影图像，可见食管胸上中段狭窄，扩张受限，黏膜相显示食管壁毛糙、黏膜杂乱（白箭头），未见充盈缺损征象，结合病史诊断为食管化学性烧伤改变

知识点小结

食管化学性烧伤是口服强酸、强碱类物质引起的食管损伤性炎症，可导致食管壁水肿、黏膜破坏、组织坏死以及肉芽肿形成等改变，并在后期形成瘢痕。一般食管上段损伤较轻，中、下段较严重，这是由于后者为平滑肌，收缩力弱，腐蚀剂通过缓慢，接触时间相对较长所致。液体物质较固体损伤范围广，碱性物质较酸性损伤重，常导致食管狭窄，后续治疗相当困难。

1. 临床表现

服腐蚀剂后立即出现口腔及胸骨后剧烈疼痛，严重者伴发热、呕吐，甚至昏迷。也可出现全身中毒症状、喉头水肿及纵隔炎等的相关症状。数周后梗阻可缓解，晚期食管挛缩狭窄，梗阻程度加重，严重者可发生完全性梗阻。

食管损伤程度分度：Ⅰ度：食管壁浅层黏膜受损，食管黏膜充血水肿，上皮脱落，同时肌层组织痉挛，可伴发食管梗阻。Ⅱ度：食管浅肌层受损，早期黏膜可形成溃疡，愈合后产生疤痕，伴发狭窄。Ⅲ度：食管全层受损，并累及周围组织，部分病例食管壁可发生穿孔，并继发纵隔炎。

2. 发病机制

食管接触酸性物质后，使接触面发生凝固性坏死，而食管鳞状上皮外附黏液，能耐酸并阻止酸向深部组织渗透。碱性物质能溶解蛋白质、胶原和脂肪，引起液化性坏死，造成食管损伤，引起食管壁水肿、增生、肉芽组织生成、粘连和瘢痕。损伤严重时可引起穿孔。损伤的严重程度，与服入化学腐蚀剂的性质、浓度、数量以及其在食管腔内的停留时间相关。

3. 影像学表现

（1）CT 检查：可确定狭窄区管壁增厚程度，管壁受累范围，以及食管是否穿孔。可显示纵隔积气，伴发脓肿，周围结构受侵情况，以及慢性腐蚀后钙化灶。口服对比剂后行 CT 检查可以明确食管穿孔的位置。

（2）X 线食管造影：为避免加重损伤，建议伤后 7 ~ 10 天检查，X 线表现取决于病变发展阶段及损伤程度。病变较轻者，早期食管下段痉挛，黏膜正常或增粗扭曲；后期可不留痕迹或仅轻度狭窄，狭窄段边缘光整，与正常段移行过渡。病变较重者，急性期，管腔痉挛性收缩，黏膜水肿，局部可见浅溃疡形成，可呈鼠尾状或漏斗状；中期，管腔痉挛性狭窄，黏膜皱襞不规则，可见浅或深溃疡；晚期，管腔明显狭窄，可见不规则龛影，近段食管扩张。

4. 鉴别诊断

食管化学性烧伤，一般都有明确的病史，结合临床症状一般都能明确诊断，主要需与原发食管疾病相鉴别，具体如上所述。

5. 治疗与预后

治疗应尽快清洗胃肠道，根据化学制剂的性质，选用相应的解毒剂，早期选用激素和抗生素，较重者早期即需行食管扩张术，必要时需外科手术治疗。值得注意的是化学损伤后的食管癌发病率极高，应注意日后的随访复查。

病例 $\mathcal{30}$

患者，男性，28 岁。主因间断颜面部及双下肢水肿半年，发热 1 天入院。查体：体温 39.4 ℃，右侧颜面部、右侧颌下、颈部软组织肿胀，触痛明显，颜面部、双上肢可见皮疹消退后之色素沉着。颈部彩超：①右侧颈部及右侧颌下皮下浅筋膜层明显增厚伴回声不均匀（考虑炎症）；②双侧颈部及双侧颌下多发淋巴结肿大。血常规：WBC 23.4×10^9/L；中性粒细胞百分比 0.89；ESR 47 mm/h。

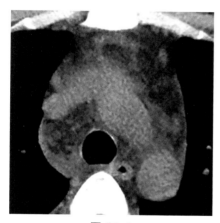 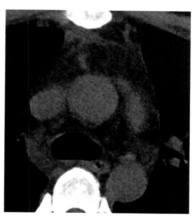

图 30-1   图 30-2

问题

❶ 图中有哪些异常 CT 表现？

❷ 该病例最可能的诊断是什么？诊断依据是什么？

❸ 该病需与哪些疾病相鉴别？

病例 30　急性纵隔炎

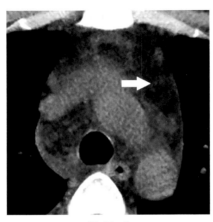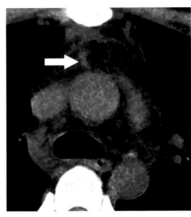

图 30-1　　　　　　　　　　图 30-2

图 30-1 ~ 图 30-2：CT 横轴位纵隔窗图像，可见纵隔增宽，纵隔内脂肪密度不均匀，呈弥漫片絮状浸润（白箭头），并可见多发软组织密度小结节

问题答案

❶ 图中有哪些异常 CT 表现？

纵隔增宽，纵隔内脂肪密度不均匀，纵隔内可见弥漫性浸润性病变呈片絮状，伴多发软组织密度小结节。

❷ 该病例最可能的诊断是什么？诊断依据是什么？

该病例最可能的诊断为急性纵隔炎。诊断依据：

（1）CT 表现：纵隔弥漫性渗出性病变，主要表现为纵隔内脂肪密度不均匀，纵隔内可见絮状及结节状软组织密度影。

（2）实验室检查：提示患者存在感染性病变（血常规：WBC 23.4×10^9/L；中性粒细胞百分比 0.89；ESR 47 mm/h）。

（3）颈部彩超：右侧颈部及右侧颌下皮下浅筋膜层明显增厚伴回声不均（考虑炎症）。

❸ 该病需与哪些疾病相鉴别？

该病需与纵隔淋巴结炎、淋巴瘤及淋巴结结核等疾病相鉴别。

拓展病例

拓展病例 1：患者，男性，66 岁。主因胸、腹痛 7 小时入院。患者 7 小时前无诱因出现胸骨后疼痛，呈持续性绞痛，向背部放射，伴胸闷、气短，后感上腹痛，呈持续性钝痛，伴恶心、呕吐，呕吐物为胃内容物。辅助检查：血淀粉酶 3951 U/L、尿淀粉酶 10 725 U/L；心电图：ST 段升高；血常规：WBC 22×10^9/L。

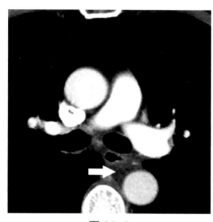 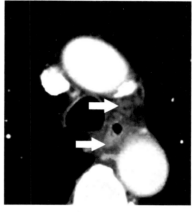

图 30-3   图 30-4

图 30-3 ~ 图 30-4：胸部 CT 增强扫描横轴位图像，后纵隔内各结构边界欠清，食管周围脂肪间隙模糊、密度增高伴小结节（白箭头）

拓展病例 2：患者，女性，70 岁。食管中段癌术后半个月，患者术后恢复慢，伴咳嗽、进食差、体质弱。辅助检查：血红蛋白 88.0 g/L、RBC 3.01×10^{12}/L、WBC 10.2×10^9/L；上消化道造影检查：吻合口通畅、无渗漏。

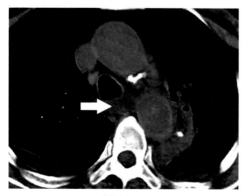 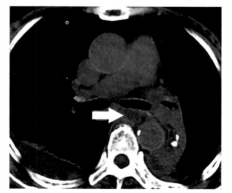

图 30-5   图 30-6

图 30-5 ~ 图 30-6：食管癌术后，CT 横轴位纵隔窗图像，见左侧胸腔胃、食管壁略增厚。后纵隔见絮状杂乱分布的软组织密度影伴灶性液性区（白箭头）。双侧胸腔可见积液。

知识点小结

1. 临床表现

纵隔炎指发生于纵隔结缔组织的炎症，分为急性和慢性 2 种。由于纵隔解剖的特殊性，感染易沿纵隔间隙扩散，常累及纵隔内重要脏器，后果严重。

急性弥漫性纵隔炎大多为链球菌和葡萄球菌感染，临床常有寒战、高热，甚至可以出现休克。局部症状有胸膜性胸痛或胸骨后疼痛，可向颈部或肩胛区放射，常伴吞咽及呼吸困难等。上腔静脉附近的急性蜂窝织炎可挤压静脉出现颜面水肿、颈静脉怒张等。如压迫喉返神经则出现声音嘶哑；压迫膈神经则出现膈肌麻痹。

慢性纵隔炎罕见，包括肉芽肿性纵隔炎与纤维性纵隔炎。临床症状和体征主要表现在 3 个方面：①基础疾病或伴随疾病的表现。②病灶本身引起的症状如上所述。③并发症的症状，主要由肺门及纵隔各管道结构狭窄或闭塞所致，如上腔静脉阻塞综合征，也可压迫肺静脉而有类似二尖瓣狭窄症状，如咯血。向后扩展累及食管时，可引起吞咽困难等。

2. 发病机制

（1）原发纵隔炎罕见，以继发者多见。病因较多，常由于气管或食管破裂后感染所致，其中最常由异物、腐蚀剂损伤等引起。其他原因有胸壁、胸骨外伤及邻近器官感染扩散至纵隔等。也可由于肿瘤引起穿孔或由食管憩室炎穿孔引起。偶见于牙周感染、扁桃体感染，以及颈部淋巴结活检、气管切开、甲状腺手术、纵隔镜等医源性因素。由于颈部与纵隔可沿颈深筋膜中层经气管前间隙相连续，故颈部感染可因重力及胸腔负压的作用，迅速扩散至纵隔内引起急性纵隔炎，即急性下行性纵隔炎。

急性纵隔炎病理特点：纵隔内结缔组织表现为充血、水肿、炎性渗出等蜂窝织炎改变，是以中性粒细胞为主的化脓性炎症。

（2）慢性纵隔炎罕见，其中肉芽肿性纵隔炎多数病因不明，少数由结核、组织胞浆菌等引起。原发性纵隔纤维化被认为是慢性肉芽肿性纵隔炎后期的表现，可合并其他部位纤维化，如腹膜后纤维化、硬化性胆管炎等。

慢性纵隔炎的病理特点：纤维组织增生，伴淋巴细胞增生，可累及胸膜、心外膜及血管神经周围。特发性纵隔纤维化的病理特点为大量纤维组织增生伴胶原化，增生的纤维组织内淋巴细胞弥漫性或灶性分布，部分区域可见淋巴滤泡形成，排列成小梁状，有时可见灶性浆细胞或嗜酸性细胞浸润。

3. 影像学表现

（1）急性纵隔炎胸部影像学征象主要包括纵隔及纵隔外表现。纵隔表现主要有纵隔增宽，纵隔内脂肪密度不均匀，脂肪间隙模糊、消失，纵隔内各结构边界不清，纵隔弥漫性炎性浸润，局部可有气体，短时间内进展迅速。纵隔外表现主要有胸腔积液、肺叶实变、皮下气肿等。

（2）急性纵隔炎可形成脓肿，表现为局限性液性病灶，境界模糊，增强检查脓肿壁可见明显强化，脓液不强化。

（3）慢性纵隔炎的 CT 表现包括直接征象和间接征象。直接征象：纵隔内出现局限性或广泛软组织密度影，边缘多不规则，境界多不清楚。增强检查可见轻、中度强化，病灶常包绕纵隔和肺门结构，累及心包、胸膜时表现为受累部位增厚、边缘不光整、积液。间接征象：纵隔和肺门结构被病灶包绕或受压而表现狭窄或闭塞。

4. 鉴别诊断

（1）纵隔淋巴结炎：表现为单发或多发纵隔淋巴结肿大，密度较均匀，边缘较清晰，可有融合现象。增强检查可见中度强化。坏死性淋巴结炎罕见。

（2）淋巴瘤：多表现为前中纵隔多发淋巴结肿大，密度均匀，可融合成肿块样。肿块较大时中心可发生坏死，但很少出现钙化。增强检查可见轻、中度强化。也可侵犯胸膜、心包及肺组织，表现为胸腔积液、胸膜结节、心包积液及肺内浸润病灶等。

（3）淋巴结结核：主要累及中纵隔（气管前方）淋巴结，可伴斑点或斑片状钙化，部分患者可合并肺或胸膜结核。最有价值的 CT 表现为增大的淋巴结环形强化，为中央干酪样坏死所致。

病例 *31*

患者，女性，67 岁。主因颜面部、躯干及双上肢浮肿 10 余天入院就诊。

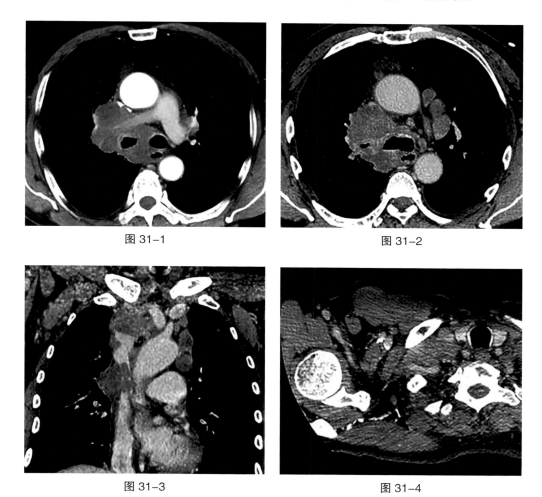

图 31-1   图 31-2

图 31-3   图 31-4

问题

1 图中有哪些重要的 CT 征象？

2 该病例最可能的诊断是什么？诊断依据是什么？

3 该病的常见病因有哪些？相互之间如何鉴别？

病例 31 上腔静脉综合征

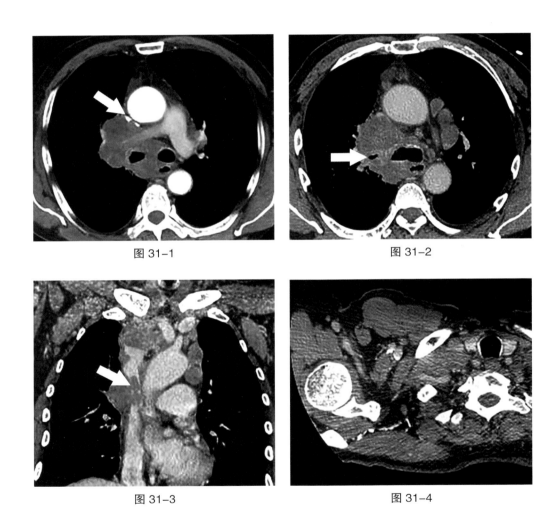

图 31-1　　　　　　　　　　　　　　　　图 31-2

图 31-3　　　　　　　　　　　　　　　　图 31-4

　　图 31-1：纵隔与右肺门多发软组织肿块，相互融合，压迫并部分包绕上腔静脉（白箭头），及右肺动脉干形成"冰冻纵隔"。图 31-2：右主支气管壁明显增厚，管腔狭窄（白箭头），提示该病可能为中央型肺癌，伴纵隔淋巴结转移。图 31-3：CT 增强扫描冠状位多平面重组图像，显示上腔静脉管腔内软组织密度之充盈缺损（白箭头）。图 31-4：横轴位 CT 增强扫描静脉期显示右锁骨下静脉对比剂滞留，邻近肌间隙内可见侧支循环形成

问题答案

❶ 图中有哪些重要的 CT 征象?

（1）右肺门上部肿块与纵隔内肿大淋巴结融合，形成"冰冻纵隔"。

（2）右主支气管壁增厚，管腔不规则狭窄。

（3）上腔静脉受压，管腔可见对比剂充盈缺损。

❷ 该病例最可能的诊断是什么? 诊断依据是什么?

该病例最可能的诊断为中央型肺癌，伴纵隔淋巴结转移，合并上腔静脉综合征。诊断依据：

（1）CT 表现为右主支气管管腔不规则变窄，右肺门处肿块与纵隔内淋巴结肿大融合，形成"冰冻纵隔"，上腔静脉受侵。

（2）患者为老年女性，颜面部、躯干及双上肢浮肿 10 余天，符合上腔静脉综合征临床特点。

❸ 该病的常见病因有哪些? 相互之间如何鉴别?

（1）恶性肿瘤：占 90%，多为肺癌，肺癌中以小细胞肺癌最常见，多由于纵隔淋巴结转移侵犯或包绕上腔静脉，而致上腔静脉综合征。其余恶性肿瘤，如淋巴瘤、侵袭性胸腺瘤或胸腺癌，常无肺内恶性病变。淋巴瘤常可见淋巴结广泛肿大，呈轻度强化。侵袭性胸腺瘤或胸腺癌较少合并上腔静脉综合征，且病变大部分位于前纵隔。

（2）良性疾病：结核、纵隔纤维化、动脉瘤、胸内甲状腺肿大等良性肿块性病变较大时可压迫上腔静脉，致其管腔狭窄，狭窄程度一般较轻，极少出现管腔完全闭塞。上腔静脉血栓常继发于肿瘤患者及妊娠血液高凝状态、血管炎、止血剂使用等，在 CT 上表现为血管腔内贴壁性软组织密度之充盈缺损，无强化，导致上腔静脉或其属支管腔狭窄、闭塞，而血管外径不增粗。

拓展病例

拓展病例 1：患者，男性，63 岁。主因咳嗽、咳痰、胸痛 2 个月入院。

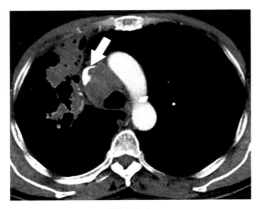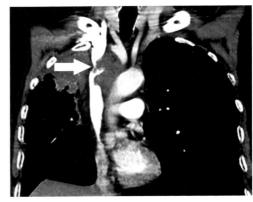

图 31-5   图 31-6

图 31-5 ~ 图 31-6：横轴位、冠状位胸部 CT 增强扫描体动脉期，纵隔 4R 区可见软组织肿块，压迫上腔静脉致其向前移位，管腔狭窄（白箭头）。上腔静脉内后壁管壁不规则，提示病变侵犯上腔静脉。上腔静脉对比剂浓度极高，提示对比剂通过受阻、流速缓慢

CT 引导下经皮肺穿刺活检证实为右肺上叶肺癌伴纵隔淋巴结转移。

拓展病例 2：女性，72 岁。胸腺瘤术后 5 年复查，行胸部 CT 增强扫描。

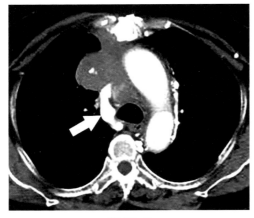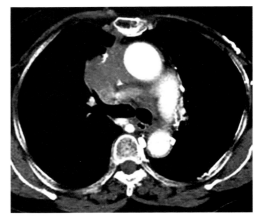

图 31-7   图 31-8

图 31-7 ~ 图 31-8：横轴位胸部 CT 增强扫描体静脉期，显示上腔静脉被软组织肿块包绕，致其管腔狭窄，奇静脉增粗（白箭头），管腔内强化显著，提示奇静脉循环受阻。另外，主动脉弓旁可见侧支循环开放

知识点小结

上腔静脉综合征是由于多种原因引起的完全或不完全性上腔静脉及其主要分支阻

塞，导致上腔静脉系统血液回流受阻，侧支循环形成为主要表现的一组症候群。

1. 临床表现

（1）静脉回流障碍：头、颈部及上肢出现非凹陷性护肩状水肿及发绀，平卧时加重，坐位或站立时症状减轻或缓解，常伴有头晕、头胀。当阻塞发展迅速时上述症状加剧，水肿可涉及颜面、颈部，甚至全身，有时还可并发胸水、腹水及心包积液。上腔静脉阻塞后，若阻塞部位在奇静脉入口以上者，奇静脉血流方向正常，若阻塞部位在奇静脉入口以下者，奇静脉血流方向向下，胸腹壁静脉均可发生曲张；若上腔静脉和奇静脉入口均阻塞时，侧支循环与门静脉相通，则可出现食管、胃底静脉曲张，个别患者出现腹水，易误诊为肝硬化或其他腹腔疾病。

（2）气管、食管及喉返神经受压：可出现咳嗽、呼吸困难、进食不畅、声音嘶哑及Horner综合征。

（3）如伴静脉血栓形成和神经系统损害（脑水肿、椎弓根压迫等），可出现颅内压增高症候群。

2. 发病原因与机制

（1）上腔静脉解剖特点及毗邻关系：上腔静脉由左、右无名静脉汇合而成，长约6 ~ 8 cm，其中约2 cm在心包内。上腔静脉主要接收头颈部及上肢的静脉血，进入胸腔后还接收奇静脉、心包静脉及纵隔静脉血。其解剖特点主要有2点：①上腔静脉壁较薄且无瓣膜，腔内压力低，顺应性较好，下段位于纤维心包内，前面及双侧均有心包所覆盖，因此位置较固定，活动度较小。②上腔静脉位于上纵隔，左侧与升主动脉紧贴，右侧有胸膜及膈神经，后面紧贴气管及右主支气管，在上腔静脉及右无名静脉的前方有右前纵隔淋巴链。上述上腔静脉及其毗邻结构的解剖特点决定了发生病变时易导致上腔静脉受压迫、侵袭而引起闭塞。

（2）常见病因：①多数由恶性肿瘤引起，常见的包括支气管肺癌、淋巴瘤、乳腺癌、生殖细胞肿瘤、消化道肿瘤（如食管癌）及恶性胸腺瘤等。②良性疾病如梅毒、结核、特发性纤维性纵隔炎、血栓性静脉炎、充血性心衰及主动脉弓动脉瘤等也可引起。③医源性因素，如血管内介入术后。

3. CT 表现

上腔静脉综合征的临床诊断不难，但其原因的诊断与鉴别诊断很重要，胸部CT增强扫描可明确其阻塞的部位、性质、范围及其与周围组织器官的关系，同时能够观察侧支循环的建立情况，具有十分重要的意义。

（1）恶性肿瘤引起的上腔静脉综合征：常合并2R、4R区淋巴结转移，当淋巴结体积较大时，可压迫、包绕、侵犯上腔静脉，致其管腔狭窄或闭塞。CT上表现为肺内或支气管内原发肿瘤，纵隔多发淋巴结肿大，增强扫描纵隔肿大淋巴结呈环形或不均匀性强化，形态往往不规则，同时可累及主动脉或气管，但由于主动脉及气管管壁韧性强，不易致其功能异常。纵隔淋巴瘤体积较大时可引起类似异常，淋巴瘤强化程度略低，且密度与强化较均匀，肺内常无异常。侵袭性胸腺瘤或胸腺癌好发于前纵隔，偏中线生长，当肿瘤位于前纵隔偏右侧时，可引起上腔静脉综合征，肿块往往体积较大，形态不规则，坏死明显，常伴瘤内钙化。

（2）良性病变引起的上腔静脉综合征：特发性纤维性纵隔炎，表现为纵隔和双侧肺门见不规则团片状软组织密度影，伴钙化，强化不明显，包绕纵隔内正常器官，当病变包绕上腔静脉时，可致其管腔狭窄，引起上腔静脉综合征。纵隔淋巴结结核往往体积小，较少累及上腔静脉，但少数患者淋巴结较大时可压迫上腔静脉，当淋巴结破溃时可引起上腔静脉受侵。上腔静脉血栓形成，往往同时伴有其他静脉血栓形成，且增强扫描血栓不强化。

（3）上腔静脉综合征的 CT 表现：胸部 CT 增强扫描可见上腔静脉或其属支不显影或出现充盈缺损。

（4）侧支循环开放：根据上腔静脉阻塞部位可分为 3 类：上腔及奇静脉均有阻塞；奇静脉入口上方阻塞；奇静脉入口下方阻塞。后两类奇静脉通畅而仅为上腔静脉阻塞。此外，侧支循环建立与上腔静脉阻塞部位有关，其中以奇静脉是否阻塞更为重要，正常奇静脉血流量占静脉回流量的 11%，上腔静脉阻塞时其回流量可增加到 35%。临床上通常有 3 种情况：①一侧无名静脉阻塞（包括由腋静脉、锁骨下静脉血栓形成延伸所致），可通过颈外侧静脉、颈前静脉、甲状腺下静脉、颈静脉弓与对侧无名静脉沟通而进入上腔静脉。②奇静脉未阻塞，上腔静脉阻塞部位可在奇静脉入口的上方或下方，前者上腔静脉血可经腋静脉、胸外侧静脉、胸廓内静脉、肋间静脉、奇静脉、半奇静脉引流至阻塞部位以下的上腔静脉而入右心房；后者上腔静脉的高压血流经奇静脉、半奇静脉、腰升静脉、髂总静脉、下腔静脉而入右心房。③上腔静脉及奇静脉均有阻塞，奇静脉、半奇静脉、腰升静脉、髂总静脉路径失去作用，只能借助无名静脉、胸廓内静脉、腹壁上静脉、腹壁下静脉、髂外静脉、下腔静脉引流。

（5）侧支循环还可引起腹部改变，主要表现为肝脏局灶性强化，多由两条静脉侧支循环通路引起。①上腹部浅静脉经潜在残留的脐静脉流向左肝门静脉，或经脐旁静脉穿过镰状韧带与残留脐静脉相通，流向左肝门静脉或直接入肝，可引起肝脏第Ⅳ段前份和肝左叶的异常强化；②膈肌侧支循环经被膜下静脉流向肝裸区或肝静脉，可导致肝裸区和肝左叶异常强化灶。有学者认为经肝的侧支循环或心包膈静脉与右膈下静脉分支相交通，可导致肝方叶异常强化灶的出现。

病例 *32*

患者，女性，62 岁。左肾结核切除术后 23 年，活动后气短、胸闷数年，伴咳嗽、咳痰 1 周，支气管舒张试验阳性。

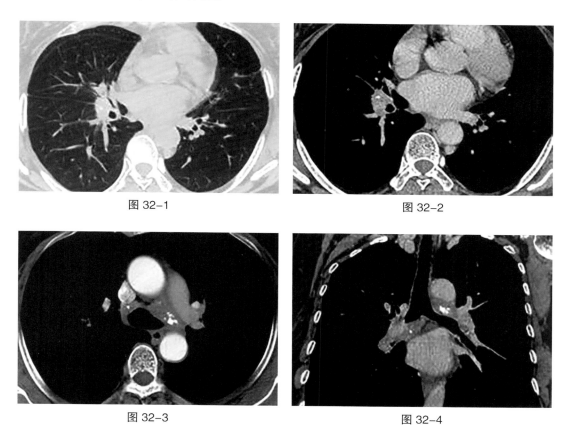

图 32-1

图 32-2

图 32-3

图 32-4

问题

1 图中有哪些重要征象？

2 该病例最可能的诊断是什么？诊断依据是什么？

3 该病需与哪些疾病相鉴别？如何确诊？

病例 32 纤维性纵隔炎

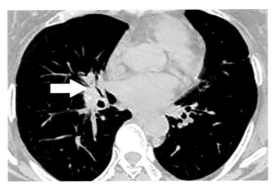

图 32-1

图 32-2

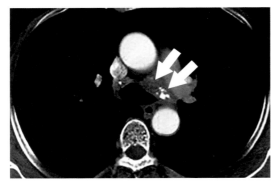

图 32-3

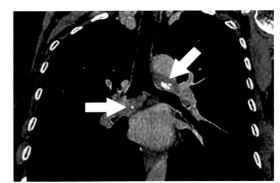

图 32-4

图 32-1：CT 平扫肺窗图像，显示右肺中叶支气管变窄（白箭头），肺实质未见肺气肿、间质纤维化改变。图 32-2 ～图 32-4：CT 平扫纵隔窗图像，显示双侧肺门增大，双侧肺门及纵隔内多发不规则软组织密度肿块，伴钙化（白箭头），邻近气管、支气管及左肺动脉主干受压

问题答案

❶ 图中有哪些重要征象？

纵隔和双侧肺门多发不规则团片状软组织密度改变，伴钙化，右肺中叶、下叶支气管、左主支气管受压、变窄，左肺动脉主干受压。

❷ 该病例最可能的诊断是什么？诊断依据是什么？

该病例最可能的诊断为肉芽肿性纤维性纵隔炎。诊断依据：

（1）老年女性，左肾结核病史，活动后气短，胸闷数年，支气管舒张试验阳性，双肺无气肿及间质纤维化等慢性肺病改变。

（2）纵隔和双侧肺门显示多发不规则团片状软组织密度病变，伴钙化，右肺中叶、下叶支气管、左主支气管受压、变窄，左肺动脉主干受压。

❸ 该病需与哪些疾病相鉴别？如何确诊？

该病需与纵隔肉芽肿性疾病、淋巴类疾病、纵隔恶性肿瘤（如侵袭性胸腺瘤）等疾病相鉴别，临床怀疑有纤维性纵隔炎的患者，CT 显示伴有钙化的纵隔软组织病灶即可确诊，必要时需要行活检以排除肿瘤。

拓展病例

患者，女性，70 岁。活动后气短，胸闷数年，加重 2 个月，平素易疲乏，精神食欲较差，有气管支气管结核病史，肺动脉高压原因不明。

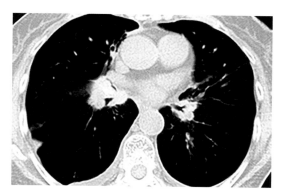
图 32-5

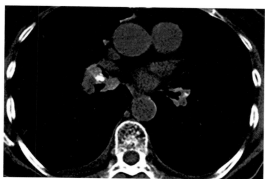
图 32-6

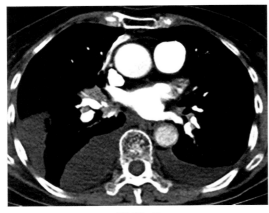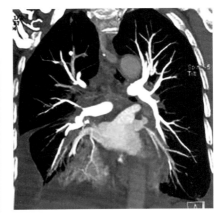

| 图 32-7 | 图 32-8 |

图 32-5 ~ 图 32-6：CT 平扫肺窗及纵隔窗图像，双侧肺门增大，纵隔及双侧肺门见不规则软组织密度病变，伴钙化，包绕肺门内结构，肺门血管及气道变窄，伴双侧胸腔积液。图 32-7 ~ 图 32-8：CT 增强扫描纵隔窗图像，肺门及纵隔内不规则软组织密度团块，强化不明显，相应肺动脉受压、变窄

知识点小结

纤维性纵隔炎、又名纵隔纤维化或硬化性纵隔炎，亦称为慢性纵隔炎，是一种较少见的良性疾病，其特征是过度纤维化反应，通常由肉芽肿性感染引起，最常见于组织胞浆菌病和结核病；部分病例也可与结节病、矽肺、胸部放射治疗及药物中毒相关，亦可能与自身免疫有关；部分病例病因不明，称为特发性纤维化，其主要由于纤维组织过度增生导致纵隔器官，如气管、食管和血管等受压迫，从而引起相应的临床症状。

1. 临床表现

纤维性纵隔炎多见于年轻人，起病多隐匿，随病变缓慢加重，逐渐出现纵隔内器官粘连或压迫的相应临床表现。

主要表现在 3 个方面：①基础疾病或伴随疾病的表现；②病灶本身引起的症状；③并发症的症状。主要由肺门及纵隔、气管、支气管及血管等结构狭窄或闭塞所致，如上腔静脉受压可引起上腔静脉梗阻综合征；压迫肺静脉可导致患者呼吸困难和咯血，称为"假性二尖瓣狭窄综合征"，长期肺静脉阻塞可继发肺动脉高压及肺源性心脏病；向后扩展累及食管时，可引起吞咽困难；喉返神经受压可引起声音嘶哑；胸导管受压可引起乳糜胸和乳糜性心包积液。

2. 发病机制

纤维性纵隔炎与不同病因所致的纵隔内无细胞胶原和纤维组织增生有关，最终结果为肺门及纵隔内结构被上述病变组织包绕积压，不同病因组织学表现不同。①肉芽肿性纵隔炎：多由组织胞浆菌病或结核病引起，为坏死性肉芽肿性炎症，可引起纵隔淋巴结感染和继发性纤维化。②特发性纵隔纤维化：是由于过敏反应释放对抗抗原物质累及淋巴结所致。

病理特点：大量纤维组织增生伴胶原化，增生的纤维组织内淋巴细胞弥漫性或灶性分布，部分区域淋巴滤泡形成，排列成小梁状，有时可见灶性浆细胞或嗜酸性细胞浸润。

3. 影像学表现

（1）X 线表现：通常无特异性改变，可表现为纵隔增宽、结构扭曲、变形，肺门区、纵隔内见钙化灶。

（2）CT 表现：CT 能评估纵隔软组织浸润和钙化的程度，可以判断气管支气管束、纵隔器官受累程度，分为 2 种类型：①局灶型。局限的软组织肿块，肿块侵犯纵隔，最常见为气管旁区域，邻近血管或气道狭窄、梗阻，60% ~ 90% 发生钙化。②弥漫型。纵隔区域广泛软组织密度肿块、纵隔脂肪结构模糊，包绕或侵犯邻近结构，钙化少见。

4. 鉴别诊断

主要应与纵隔肉芽肿性疾病、淋巴类疾病及纵隔恶性肿瘤等疾病相鉴别。

（1）结节病：好发年龄为 20 ~ 40 岁，女性多见，病程缓慢，表现为双侧肺门淋巴结对称性肿大，可同时伴纵隔淋巴结肿大，受累淋巴结很少融合，一般不引起上腔静脉综合征。

（2）纵隔淋巴结转移：多有原发恶性肿瘤病史，年龄较大，最常见于肺癌，常转移至同侧肺门或相应纵隔引流区淋巴结。

（3）淋巴瘤：多发淋巴结增大，相应区域淋巴结常相互融合成团，与邻近血管结构分界不清，可广泛侵犯、包埋血管、气管等纵隔结构。增强呈轻至中度均匀强化。

（4）纵隔淋巴结结核：常伴有结核中毒症状及 PPD 试验阳性，多为单侧性淋巴结肿大，中央低密度，常伴钙化，增强呈环状或分隔样强化。

（5）侵袭性胸腺瘤和胸腺癌：好发于前纵隔的中上区，为不规则软组织肿块，周围组织间脂肪层模糊、消失；邻近结构破坏，增强呈中度强化。

5. 治疗与预后

纤维性纵隔炎可根据不同病因选择不同药物治疗，严重的肺血管、主动脉受压，可通过血管内支架植入或外科手术治疗。

病例 *33*

患者，女性，73 岁。主因胸背部疼痛、发热、咳嗽、咯血，伴活动后气短就诊。患者 9 个月前诊断为食管癌，随后行放、化疗。1 个月前出现左侧前胸及后背部疼痛，口服氯芬待因片后，疼痛减轻。后出现发热、咳嗽、咳痰、痰中带血、乏力及双下肢浮肿等症状，并逐渐加重。

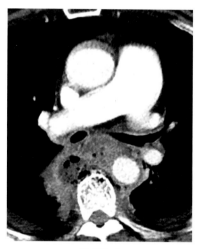
图 33-1

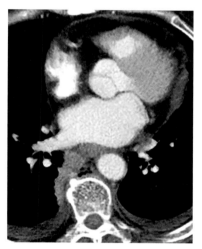
图 33-2

问题

① 图中有哪些异常 CT 表现？

② 该病例最可能的诊断是什么？

③ 请叙述诊断依据。

病例 33　纵隔脓肿

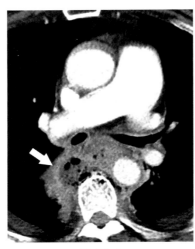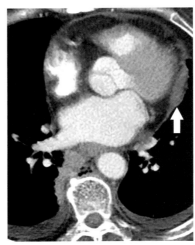

图 33-1　　　　　　　　　　　　　图 33-2

图 33-1：CT 增强扫描横轴位纵隔窗图像，见食管中段管壁增厚，管腔狭窄，后纵隔内各结构边界不清，脂肪间隙模糊、消失，气管后方可见不规则团片状软组织灶，其内可见液化区并夹杂点、片状气体密度灶，降主动脉被包绕（白箭头）。图 33-2：CT 增强扫描横轴位纵隔窗图像，可见左侧心包腔少量积液（白箭头），双侧胸腔背侧少量弧形积液

问题答案

❶ 图中有哪些异常 CT 表现？

（1）食管中段管壁增厚，管腔狭窄，管壁周界不清。

（2）气管后方见不规则囊实性病灶，病灶中央呈液性，夹杂多发点、片状气体密度灶。

（3）纵隔内各结构边界欠清，脂肪间隙模糊、消失。

❷ 该病例最可能的诊断是什么？

结合临床病史，该病例最可能的诊断为食管－纵隔瘘，纵隔脓肿形成。

❸ 请叙述诊断依据。

（1）临床病史：9 个月前确诊食管癌并行放、化疗，后出现左侧前胸及后背疼痛、咳嗽、痰中带血及发热等症状。

（2）纵隔内各结构边界欠清，脂肪间隙模糊、消失，气管后方纵隔内可见不规则软组织密度影伴液化坏死及气体密度灶。

（3）合并心包积液，双侧胸腔积液。

拓展病例

拓展病例 1：患者，男性，68 岁。主因食管癌术后 1 年余，声音嘶哑 2 个月加重，伴发热及胸、背部疼痛 1 周入院。

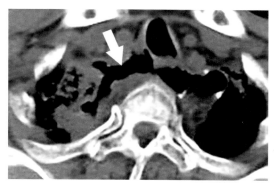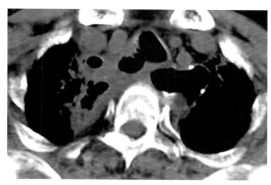

图 33-3 图 33-4

图 33-3 ~ 图 33-4：食管癌术后，CT 横轴位纵隔窗图像，左侧胸腔胃，食管右侧壁不连续，管腔与纵隔相通（食管瘘存在，白箭头），邻近纵隔内见不规则软组织密度病灶，其内见空洞；右肺上叶尖段见不规则实变，边界毛糙不整

拓展病例 2：患者，男性，69 岁。食管癌根治术后 1 个月，患者因发热伴呼吸困难入住重症医学科。血常规：WBC 17.0×10^9/L；中性粒细胞百分比 0.899。血气分析：pH 7.537；二氧化碳分压 31.0 mmHg；实际碳酸氢根 26.2 mmol/L。

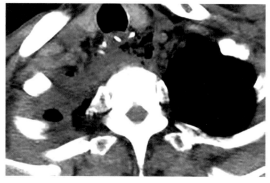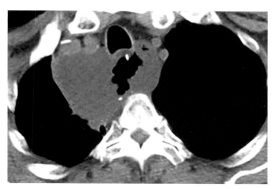

图 33-5 图 33-6

图 33-5 ~ 图 33-6：食管癌术后，CT 横轴位纵隔窗图像，吻合口处见致密金属缝线，纵隔增宽，内见积气、积液，部分包裹，与左前胸壁形成瘘

知识点小结

1. 临床表现

患者多有食管异物或食管癌病史，临床表现可见胸痛、呼吸困难、持续高热伴全身中毒症状。

2. 病因及危险因素

纵隔脓肿的病因包括器械操作、异物穿通伤，钝性损伤所致的食管穿孔、自发性食管破裂、食管吻合口瘘、气管支气管穿孔，以及肺实质、胸膜、胸壁、脊柱和颈部感染波及纵隔等。致病菌多为需氧菌和厌氧菌的混合感染。

3. 发病机制

纵隔脓肿是一种发展迅速的致死性疾病。纵隔中、上段脓肿主要是颈部感染下行及中、上纵隔本身感染所致，如牙源性感染、咽旁间隙及咽后间隙感染下行或上段食管损伤引起。下纵隔脓肿的形成主要源于下段食管损伤，常并发单侧或双侧胸腔感染。

4. 影像学表现

急性纵隔炎局限化后可形成脓肿，X 线表现为纵隔增宽。CT 表现为以软组织密度为主的病灶，境界模糊，其内可见液化坏死及气体密度。增强检查脓肿壁可见明显强化，脓液不强化。

5. 其他辅助检查

如怀疑气管断裂，在患者病情允许的情况下可行气管镜检查，为术中查找和修补破裂口初步定位；如怀疑食管穿孔，可行 76% 泛影葡胺造影及食管镜检查，后者既是检查又是治疗手段，在吞咽异物的患者中应作为首选检查方法。

病例 *34*

患者，男性，71岁。主因车祸后意识障碍约4小时入院。伤后意识不清，呕吐数次，呕吐物为血性胃内容物，查体配合不佳。血压77/53 mmHg。头部CT示右侧额叶挫裂伤，蛛网膜下腔出血，全身多处骨折。

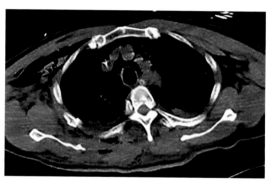

图 34-1

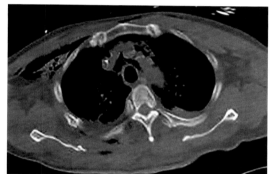

图 34-2

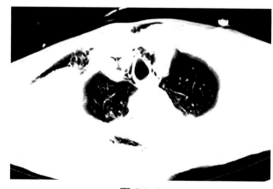

图 34-3

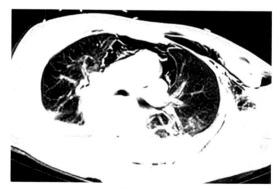

图 34-4

问题

❶ 图中有哪些异常CT表现?

❷ 该病例最可能的诊断是什么?

❸ 图中CT征象形成的机制是什么?

病例 **34** 纵隔气肿

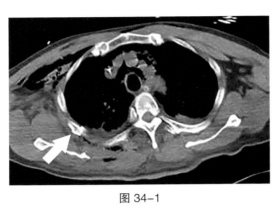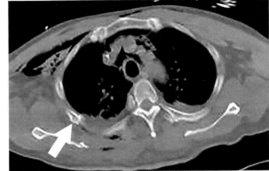

图 34-1   图 34-2

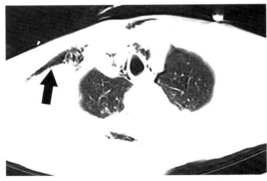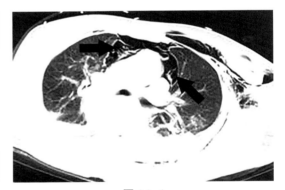

图 34-3   图 34-4

图 34-1 ～图 34-2：CT 横轴位纵隔窗及骨窗图像，可见右侧肋骨骨折（白箭头），双侧胸腔积液。图 34-3 ～图 34-4：CT 横轴位肺窗图像，纵隔内、前胸壁、右侧胸背部软组织间隙内广泛性积气（黑箭头），伴右肺上叶实变

问题答案

❶ 图中有哪些异常 CT 表现？

（1）纵隔及胸壁软组织间隙内广泛积气。

（2）右侧肋骨骨折。

（3）右肺挫裂伤。

（4）双侧胸腔积液。

❷ 该病例最可能的诊断是什么?

该病例最可能的诊断为外伤性纵隔气肿，胸壁软组织间隙积气；肋骨骨折；肺挫伤；双侧胸腔积液。

❸ 图中 CT 征象形成的机制是什么?

纵隔内的气体可来源于肺、气管、支气管、食管、口咽以及纵隔内感染的产气细菌等，常见病因有外伤性、医源性及自发性。外伤是纵隔气肿的常见病因，多合并肋骨骨折、肺挫裂伤及血气胸等。胸部外伤后，空气可自损伤的胸壁或断裂的支气管进入胸膜腔及纵隔。医源性纵隔气肿多见于气管插管、机械通气、内窥镜检查、胸部及邻近部位的手术等。自发性纵隔气肿大多继发于原有的肺部疾患。其常见的发病机制首先是在炎症、机械阻塞等因素的长期作用下，肺泡壁变薄、破坏、肺大疱形成。继而，在多种诱因如咳嗽、哮喘、呕吐、便秘及剧烈运动等作用下使肺泡内压力急剧上升，肺泡壁破裂，肺泡内的气体溢出进入肺间质。肺间质内游离气体的不断增加，压力逐渐升高，气体在自身张力及呼吸动作的挤压下，沿着血管、支气管间隙通过肺门进入纵隔，形成纵隔气肿。与此同时，如果肺的脏层胸膜也发生破裂，则气体进入胸膜腔，形成气胸。

拓展病例

拓展病例 1：患者，男性，46 岁。车祸后 2 小时入院，右侧胸部疼痛，右上肢活动受限，伴胸闷、咯血。伤后神志清楚，生命体征基本平稳。

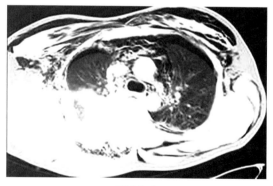
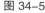

图 34-5

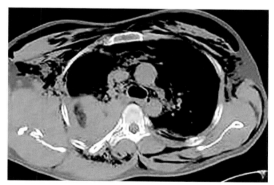

图 34-6

图 34-5 ～图 34-6：CT 横轴位肺窗及骨窗图像，可见纵隔内、前胸壁及双侧胸背部皮下及软组织间隙内广泛积气，右侧肋骨及肩胛骨骨折，双侧胸腔气体密度影，肺组织受压，右肺大片状实变，双侧胸腔积液

拓展病例 2：患者，男性，52 岁。高处坠落 2 小时，意识障碍。

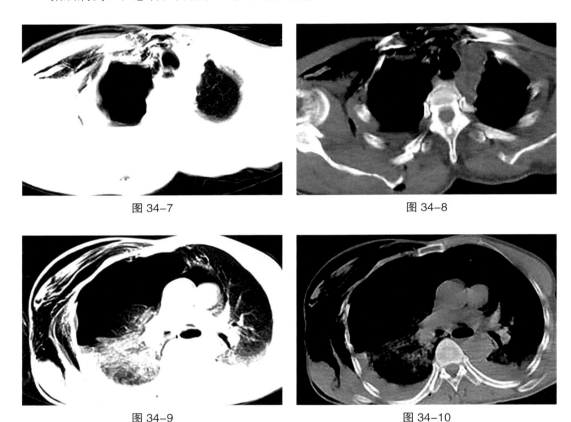

图 34-7

图 34-8

图 34-9

图 34-10

图 34-7 ~ 图 34-10：CT 横轴位肺窗及纵隔窗图像，可见纵隔内、前胸壁及右侧胸背部皮下及软组织间隙内广泛积气，右侧大量气胸，右肺被压缩，右侧多发肋骨骨折，双侧胸腔积液

知识点小结

1. 临床表现

纵隔气肿是指由多种原因导致的，气体进入纵隔胸膜内，在结缔组织间隙异常积聚的病理改变。分为自发性和继发性 2 类，后者又可分为食管及气管损伤、颈胸部创伤及医源性因素等。患者可突发胸骨后闷胀、疼痛，可向颈部放射。严重时出现气急、发绀、烦躁不安、脉搏细频、血压下降、吞咽困难及声音嘶哑等临床表现。发生皮下气肿时，胸骨上窝及腋窝等处可触及握雪感、闻及捻发音。

2. 解剖学基础

纵隔是两侧纵隔胸膜之间所有器官和组织的总称。前界为胸骨，后界为脊柱，上至胸廓上口，下至横膈。纵隔内主要有心脏、大血管、气管、食管、神经及胸腺等。这些器官借疏松结缔组织联系在一起。正常人体纵隔内存在多个间隙，包括胸骨后间隙、血管前间隙、气管前间隙、主动脉－左肺动脉窗、隆突上下间隙及膈脚后间隙等。这些间隙内出现气体积聚即为纵隔气肿。颈深筋膜中层的解剖学特点是薄而疏松，在气管前方形成气管前筋膜，在甲状腺前方形成甲状腺假被膜囊，两侧形成颈动脉鞘，各种筋膜、包膜与鞘形成一些间隙，是纵隔气肿及皮下气肿形成的解剖学基础。

纵隔内的潜在间隙互相联通；纵隔内食管、气管周围间隙与颈部食管、气管周围的潜在间隙相延续；纵隔内间隙向下通过食管裂孔、主动脉裂孔及膈肌胸肋三角与腹腔结缔组织及间隙相连。包绕在支气管和肺动脉周围的结缔组织称为中轴肺间质，随支气管、肺动脉一直延伸至肺泡水平，在血管末梢的结缔组织与肺泡壁相延续。

因此，任何原因致胸膜下肺泡破裂及呼吸性细支气管破损，气体均可沿血管或支气管鞘进入压力较低的纵隔内引起纵隔气肿。

3. 病因及发病机制

（1）当剧烈咳嗽、深吸气、用力屏气致肺泡内压剧增，或哮喘急性发作时，气流严重受限致肺泡内压剧增，机械通气使气道压过高，肺部炎症致肺泡壁破坏时，气体由肺泡内进入肺间质，形成间质性肺气肿，再沿肺血管周围鞘膜进入纵隔。

（2）纵隔内气道破裂可直接导致纵隔气肿，胸部外伤、纤维支气管镜操作过程中，患者剧烈咳嗽或用力憋气等导致肺泡壁破裂而发生纵隔气肿。

（3）食管破裂所致的纵隔气肿，常见于剧烈呕吐、食管外伤、内镜检查损伤、异物损伤食管、食管癌肿组织坏死及食管手术后瘘等。

（4）颈部气体进入纵隔所致的纵隔气肿，常见于气管切开术后、甲状腺术后、扁桃体切除术后空气自颈部创口进入皮下组织，沿颈深筋膜间隙进入纵隔内。

（5）腹腔气体进入纵隔致纵隔气肿，可见于胃肠穿孔、人工气腹术等，腹腔内气体沿膈肌主动脉裂孔和食管裂孔周围的疏松结缔组织进入纵隔。

4. 影像学表现

（1）X线表现：纵隔两侧可见与纵隔边缘平行的线状致密影，其内侧存在气体影；侧位胸片可见胸骨后增宽的透亮区，将纵隔内结构推移向后，升主动脉前缘轮廓清晰显示。婴儿纵隔内存在大量气体时，可使胸腺显示并向上移位。纵隔内气体向下扩散至心脏与膈之间，使两侧横膈与纵隔呈连续状，称为"横膈连续征"。左膈上及食管旁出现气体影，是食管损伤或自发性破裂较为特征的表现。

（2）CT表现：CT可明确显示纵隔内气体的有无、位置及量，还可明确显示与纵隔气肿伴存的其他异常表现，如胸壁皮下及软组织间隙积气、肋骨骨折、胸腔积液、胸腔积气及肺组织损伤等。

病例 $\mathcal{35}$

患者，男性，58 岁。2 个月前无明显诱因出现胸憋、气短、咳嗽，伴乏力、出汗、吞咽困难，近日出现晨起咯血。

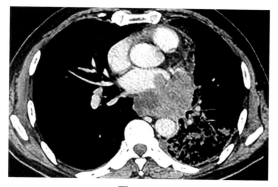

图 35-1

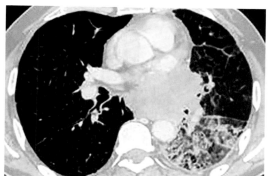

图 35-2

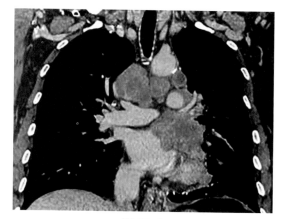

图 35-3

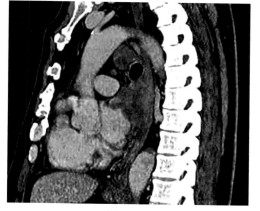

图 35-4

问题

① 图中有哪些异常 CT 表现？

② 该病例最可能的诊断是什么？

③ 图中重要 CT 征象形成的机制是什么？

病例 35　肺癌侵犯纵隔

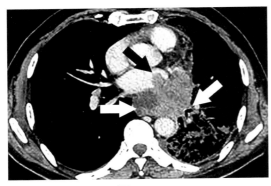

图 35-1

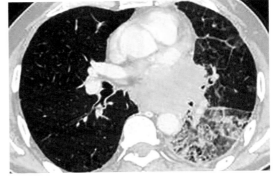

图 35-2

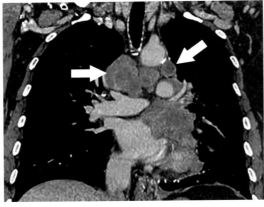

图 35-3

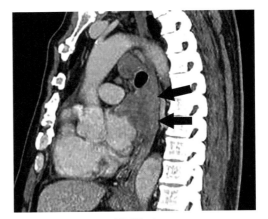

图 35-4

图 35-1：CT 增强扫描横轴位纵隔窗图像，显示左肺下叶支气管根部软组织肿块（白箭头），形态不规则，呈不均匀性轻 - 中度强化，肿块突入左心房（黑箭头），左心房出现充盈缺损，左下肺静脉被肿块完全包绕。食管被肿块推挤向右移位，且二者分界不清。图 35-2：CT 横轴位肺窗图像，显示左肺下叶密度增高，左侧叶间裂向后移位，提示阻塞性肺炎、阻塞性肺不张。图 35-3：冠状位重组图像，显示纵隔多发软组织结节与肿块，为转移性淋巴结肿大（白箭头）。图 35-4：矢状位重组图像，显示肿块与食管中段前壁分界不清，提示肿瘤侵犯食管（黑箭头）

问题答案

❶ 图中有哪些异常 CT 表现?

（1）左肺下叶支气管根部分叶状软组织肿块,致相应支气管狭窄,局部闭塞,肿块呈不均匀性轻-中度强化,提示肿瘤性病变伴坏死,肿瘤可能来源于左肺下叶支气管,或合并肺门淋巴结转移且二者相互融合。

（2）左心房对比剂充盈缺损,左下肺静脉受包绕,提示病变呈侵袭性生长。

（3）纵隔多发淋巴结肿大。

（4）左肺下叶阻塞性肺不张、阻塞性肺炎。

❷ 该病例最可能的诊断是什么?

该病例最可能的诊断为左肺下叶中央型肺癌侵犯纵隔,左肺下叶阻塞性肺不张、阻塞性肺炎。

❸ 图中重要 CT 征象形成的机制是什么?

肺癌侵犯纵隔主要表现为 4 种类型:①纵隔胸膜下发生的肺癌,向肺内和纵隔生长;②大气管发生的中央型肺癌,向纵隔生长;③肺癌纵隔淋巴结转移;④部分肺癌可于肺静脉内形成癌栓,逐步侵入左心房。

拓展病例

患者,男性,70 岁。发热、咳嗽、咳痰伴气促 2 周入院。

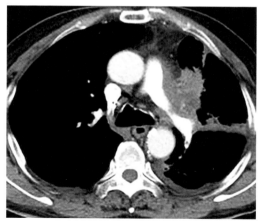
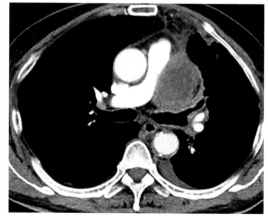

图 35-5   图 35-6

图 35-5 ~ 图 35-6:横轴位 CT 增强扫描动脉期纵隔窗图像,显示左肺上叶 - 左中纵隔软组织肿块,强化欠均匀,肿块最大径位于纵隔内。肿块与主肺动脉、左肺动脉、左主支气管 - 左肺上叶支气管前壁分界不清,且压迫以上结构致其管腔狭窄,呈"手握球"征。另可见双侧胸腔积液

经 CT 引导下经皮肺穿刺活检证实为低分化鳞癌，经综合分析，诊断为纵隔型肺癌。

知识点小结

1. 临床表现

（1）肺癌本身的临床表现：①局部症状。可有咳嗽、痰中带血或咯血、胸痛及胸闷气急等。②全身症状。发热、消瘦和恶病质等。③肺外症状。与肺癌产生的活性物质有关，包括肺源性骨关节增生症；与肿瘤相关的异位激素分泌综合征，如异位 ACTH 分泌综合征、异位促性腺激素分泌综合征及类癌综合征等。

（2）肺癌侵及纵隔的临床表现：①累及气道可出现胸闷、气急甚至窒息；②累及食管可出现吞咽困难；③累及喉返神经可引起声音嘶哑；④累及上腔静脉等静脉系统可出现回流区域的水肿；⑤累及膈神经可引起膈肌麻痹及出现相应的症状。

2. 发病机制

肺癌侵及纵隔主要由中央型肺癌及邻近纵隔的周围型肺癌所致。

（1）直接扩散，病变经胸膜直接侵入纵隔。癌灶发生在纵隔胸膜下，可同时向纵隔和肺内生长，若向纵隔内生长明显而肺内无明确病灶，较难与纵隔肿瘤相鉴别，属周围型肺癌。当癌灶发生纵隔内左、右主支气管时，易向外侵犯纵隔，属中央型肺癌。

（2）沿肺根部支气管血管束周围间隙侵及纵隔。

（3）经淋巴道侵及纵隔，多表现为肺门及纵隔淋巴结肿大、融合及扩散。

（4）经血管腔内侵及纵隔，较为常见的是沿静脉管道侵入，如沿肺静脉侵入左心房内。

3. CT 表现

根据第 8 版 TNM 分期，肺癌侵犯纵隔、心脏、大血管、食管为 T4 期。其 CT 表现除原发中央型、周围型肺癌的 CT 特征外，根据肿瘤侵犯器官的不同还有其相应的特征。

（1）侵犯血管：包括肺静脉、上下腔静脉、肺动脉、主动脉等，表现为肿瘤完全包埋血管或突破血管壁致肿瘤生长于血管腔内。当肿瘤与血管的接触面 > 1/2 周或 > 3 cm 时，提示不可切除。由于动脉管壁坚韧，所以侵犯肺动脉时，往往仅表现为对其包绕、压迫，有学者将此征象命名为"手握球"征。右肺上叶肺癌突破纵隔胸膜后可侵犯上腔静脉，致其管腔闭塞或狭窄，临床上可表现为上腔静脉综合征。

（2）侵犯心房：左心房受侵较常见。肿瘤可直接破坏心房壁，也可经肺静脉逐渐向左心房内生长。表现为心房内软组织密度对比剂充盈缺损，静脉期可见心房内新生软组织成分呈轻度强化，此特征有助于其与左心房附壁血栓相鉴别，后者无强化。心房内新生软组织成分不随体位改变而移动，此特征可用于与心房黏液瘤相鉴别。

（3）侵犯食管：肺癌可通过直接浸润或纵隔淋巴结转移 2 种方式侵犯食管，但绝大多数是隆凸下淋巴结转移压迫侵蚀食管，而非原发病灶直接侵犯。由于食管壁左侧除主动脉弓上缘至第七胸椎平面外，右侧除奇静脉弓处外，其他部位均与纵隔胸膜相贴，故位于双肺纵隔面背侧的肺癌均可直接侵犯食管。表现为侵入纵隔的肺内肿块与食管间的脂肪间隙消失，推挤食管向对侧移位，致食管腔狭窄，病变平面以上食管可扩张。

另外，肺癌侵犯膈神经时，可导致膈肌麻痹，表现为膈肌向上移位。

病例 36

患者，女性，57 岁。发现左胸壁肿物 3 月余。3 个月前因胸疼，局部隆起而行 CT 检查，发现胸壁病变（图 36-1 ~ 图 36-2）。曾外院予以治疗，具体方案不详，效果欠佳，3 个月后病变增大，行 CT 增强扫描（图 36-3 ~ 图 36-4）。

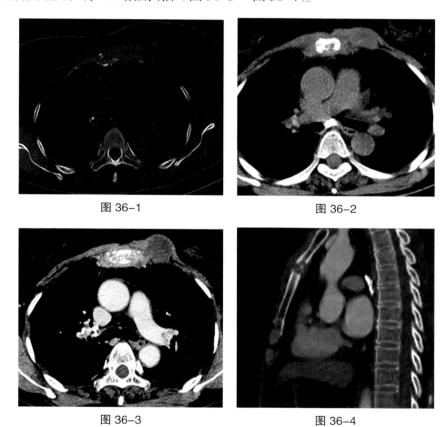

图 36-1

图 36-2

图 36-3

图 36-4

问题

❶ 图中有哪些异常 CT 表现？

❷ 试述图中病变累及的范围。

❸ 该病例最可能的诊断是什么？诊断依据是什么？需与哪些疾病相鉴别？

❹ 如果建议临床，应该进一步完善什么检查（包括影像、化验等）？

病例 36 胸壁结核

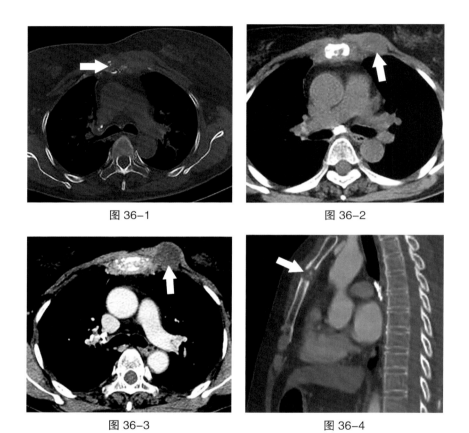

图 36-1　　　　　　　　　　　　　图 36-2

图 36-3　　　　　　　　　　　　　图 36-4

图 36-1：CT 横轴位骨窗图像，可见胸骨骨质明显破坏，呈虫蚀样，内伴点状高密度死骨，偏左侧软组织肿胀（白箭头）。图 36-2：CT 横轴位纵隔窗图像，可见相应区域软组织增厚（白箭头），内部密度较均匀，整体密度偏低，边界尚清，相邻肺内及胸壁外缘未见异常。图 36-3：3 个月后横轴位 CT 增强扫描图像，左侧胸壁病变呈环形强化，中心无强化（白箭头），较 3 个月前平扫病变范围明显增大，张力增高。胸骨周围软组织亦明显强化。图 36-4：CT 矢状位重组图像，胸骨柄体交界处虫蚀样骨质破坏，破坏区内可见死骨形成（白箭头）

问题答案

❶ 图中有哪些异常 CT 表现？

胸骨骨质虫蚀样破坏，破坏区内可见死骨形成，伴有邻近左侧软组织肿胀，3 个月后复查肿胀的软组织呈环形强化，中心为无强化的坏死区。

❷ 试述图中病变累及的范围。

病变累及胸骨柄、体交界区域，骨质破坏，以溶骨性为主，内部可见死骨形成。病变偏左侧胸壁可见脓肿形成，相邻脂肪间隙清晰。

❸ 该病例最可能的诊断应该是什么？诊断依据是什么？需与哪些疾病相鉴别？

该病例最可能诊断为胸骨柄体交界区域结核，伴偏左侧胸壁寒性脓肿形成。

诊断依据：第二次 CT 增强扫描图像，可见脓肿形成，此时可考虑炎性病变，但局部无红肿热痛、高热等症状，故不符合非特异性炎症，倾向于结核。

鉴别诊断：还需要考虑转移导致的骨质破坏，胸骨转移瘤多出现溶骨性破坏，周围软组织肿块，但一般不形成脓肿，并且软组织肿块一般环绕骨质破坏区域生长，很少会出现偏侧性软组织改变。

❹ 如果建议临床，应该进一步完善什么检查（包括影像、化验等）？

可建议行胸部 CT 引导下活检及结核相关实验室检查。

拓展病例

拓展病例 1：患者，女性，28 岁。主因"发现右侧胸壁肿物 1 个月"入院，患者 1 个月前扪及右侧胸部一鸡蛋大小肿物，质硬，活动度差，伴午后乏力，不伴疼痛及皮肤红肿。

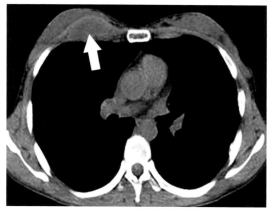

图 36-5

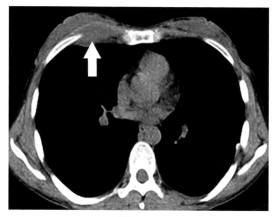

图 36-6

图 36-5：CT 横轴位纵隔窗图像，右前胸壁乳腺深部可见梭形稍低密度病变，外缘壁密度略高（白箭头）。图 36-6：CT 横轴位纵隔窗较下层面图像，可见病变跨胸壁生长，累及前胸壁胸膜（白箭头）

术后病理学诊断为胸壁结核合并脓肿形成。

拓展病例 2：患者，女性，62 岁。主因"发现右胸壁肿物 1 月余"入院，患者入院前 1 月余无明显诱因发现右侧胸壁肿物，伴疼痛。

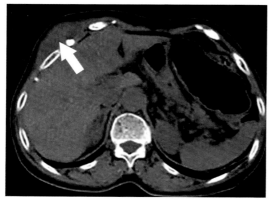 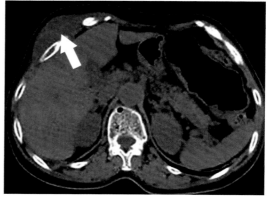

图 36-7   图 36-8

图 36-7 ～ 图 36-8：CT 横轴位纵隔窗图像，见右前胸壁梭形稍低密度灶（白箭头），邻近部位皮下脂肪层密度增高不明显，病灶外缘密度略增高，内部可见点状钙化灶，相邻肋骨未见破坏征象

术后病理学检查结果为胸壁结核合并脓肿形成。

知识点小结

1. 临床表现

胸壁结核好发于青壮年，男性多于女性。好发年龄为 15 ～ 35 岁。临床一般表现为局部冷脓肿形成，如合并化脓性感染，则可出现红肿热痛等征象。后期可形成窦道，经久不愈。

2. 发病机制

胸壁结核目前较少见，大部分为继发性感染。主要的感染途径有：
（1）淋巴道感染：以胸骨旁和脊柱旁肋间多见，因该区域淋巴管道丰富。
（2）血行感染：结核菌经血行感染肋骨或胸骨引起结核性骨髓炎，后侵及胸壁组织。
（3）直接感染：由相邻肺内的结核灶直接累及胸壁。

3. 影像学表现

（1）软组织病变：可表现为软组织肿胀及脓肿形成。增强扫描后肿胀的软组织可见轻中度强化，脓肿呈环形强化，中心为低密度的干酪样坏死区，有一定特征性，如果同时合并边缘钙化，则高度提示结核性冷脓肿。

（2）邻近骨质破坏：以溶骨性破坏为主，破坏的形态可为虫蚀样、空洞样或多囊状，有时会出现偏心性或膨胀性破坏。

（3）多伴肺内活动期或非活动期结核病变。

（4）病变坏死明显，张力增大时可以有窦道形成。

4. 鉴别诊断

（1）胸骨化脓性骨髓炎：化脓性骨髓炎一般有全身性感染症状，如高热、寒战以及血象增高等。

（2）溶骨性骨转移瘤：有原发恶性肿瘤病史，与结核相比，没有明确的囊样改变，总体呈软组织密度，可有不均匀强化。

（3）浆细胞瘤：病变比较局限，边界欠清楚，内有粗大的骨性分隔，结合血尿表现，单克隆免疫球蛋白 IgM 测定有助于作出诊断。

病例 *37*

患者，男性，26 岁。2 天前无明显诱因出现左侧胸痛，伴胸闷、气短等症状。

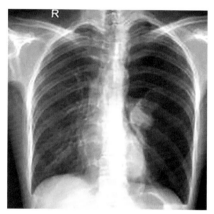

图 37-1

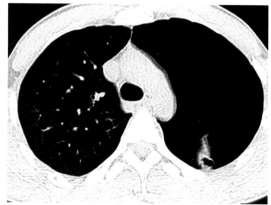

图 37-2

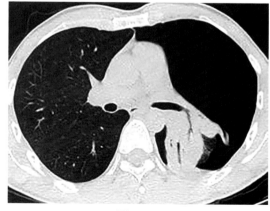

图 37-3

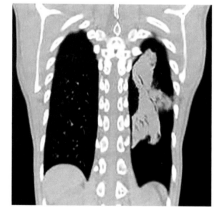

图 37-4

问题

① 图中有哪些异常 X 线与 CT 表现？

② 该病例最可能的诊断是什么？

③ CT 在诊断中有哪些优势？

④ 该例患者下一步应该如何处理？

病例 37 气胸

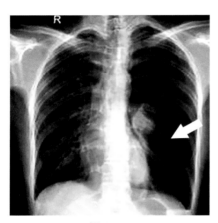
图 37-1

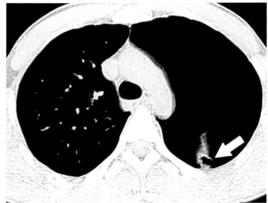

图 37-2

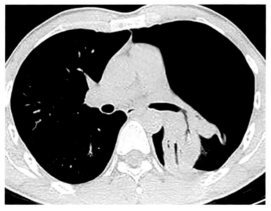
图 37-3

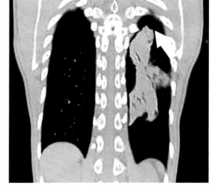
图 37-4

图 37-1：胸部正位片，显示纵隔轻度右移，左侧肋间隙增宽，左肺外、中带肺纹理消失，肺组织受压并聚于肺门部（白箭头）。图 37-2 ~ 图 37-3：CT 横轴位肺窗图像，显示胸腔大量积气，肺组织受压不张，左肺尖可见肺大疱（白箭头）。图 37-4：冠状位肺窗重组图像，显示气胸及受压肺组织之关系，左肺尖可见肺大疱（白箭头）

问题答案

❶ 图中有哪些异常 X 线与 CT 表现？

（1）图 37-1 可见左侧肋间隙明显增宽，肺外、中带纹理消失，左肺实质压缩至肺门周围，肺门影增大，纵隔略向右侧移位。

（2）图 37-2 ～图 37-3 可见左肺组织压缩性不张，肺尖可见一空腔性病变，压缩的肺组织外侧呈均匀的密度减低区域，内无肺纹理。

（3）图 37-4 为冠状位 CT 重组图像，可以明确显示左肺尖的肺大疱。

❷ 该病例最可能的诊断是什么？

该病例最可能的诊断为左肺上叶尖后段肺大疱；左侧自发性气胸。

❸ CT 在诊断中有哪些优势？

CT 可作为 X 线胸片的补充，特别是对微量气胸敏感性更高。除此之外，CT 对于发现气胸的真正原因以及并发症有着非常大的优势，例如显示小的肺大疱，了解肺组织内有无其他异常密度病变、有无胸腔积液等有着很大帮助。

❹ 该例患者下一步应该如何处理？

鉴于诊断左侧气胸，肺组织压缩 95%，纵隔移位，需报告危急值，提示临床处理，行胸腔闭式引流，必要时需行肺大疱手术切除。

拓展病例

拓展病例 1：患者，男性，46 岁。外伤后胸痛、气短。

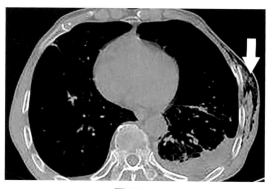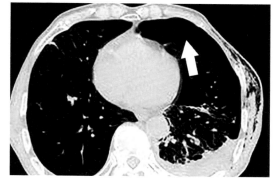

图 37-5   图 37-6

图 37-5 ～图 37-6：左侧胸壁弥漫性的皮下气肿，肋骨骨折（白箭头），左侧胸腔可见积气，左肺明显受压膨胀不全，伴左侧胸腔积液

拓展病例 2：自发性气胸。患者，男性，20 岁。突发胸憋、气短 3 小时。

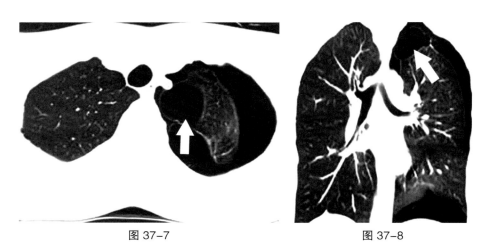

图 37-7   图 37-8

图 37-7 ~ 图 37-8：左侧胸腔积气，左肺受压，体积缩小，左肺尖可见一较大肺大疱（白箭头）

知识点小结

1. 临床表现

气胸主要的临床症状包括突发胸痛、胸闷及呼吸困难，可伴刺激性咳嗽。

2. 发病机制

气胸是不同原因引起的脏层胸膜或壁层胸膜破裂，空气进入胸膜腔。脏层胸膜破裂主要是肺大疱破裂或贴近肺表面的病变，导致相邻的脏层胸膜破裂，肺内气体进入胸膜腔，称为自发性气胸。壁层胸膜破裂，大多为外伤性气胸或医源性侵入性检查所致，壁层胸膜破裂合并邻近胸壁损伤与体外相通，称开放性气胸。

自发性气胸，最常见于 10 ~ 30 岁的瘦高型男性，男女比例大约为 6：1。据文献报到，自发性气胸的独立因素为肺纤维化、体质、吸烟以及年龄。

自发性气胸多由胸膜下肺大疱破裂所致。手术数据显示，70% 的肺大疱位于肺尖，20% 位于其他部位的胸膜表面。一般认为，大疱形成的机制是非特异性炎症所致，细支气管的非特异性炎症，使细支气管形成活瓣，导致肺泡内气体集聚。为什么肺大疱易出现在肺尖？有研究认为，当身体增高时，肺泡生长速度较快，而肺间质生长相对较慢，肺尖部为相对缺血区，该处易产生缺血性损害，导致肺泡破裂相互融合，最后形成胸膜下肺大疱。

肺大疱形成可因慢性气道阻塞所致，由于肺泡的过度充气，破裂、融合形成。另外，遗传引起的肺弹力纤维先天性发育不良，可导致肺组织萎缩、肺泡弹性减弱，形成肺大疱。

　　无论脏层胸膜破裂还是壁层胸膜破裂，若胸膜裂口形成活瓣，则气体只进不出或易进难出，可导致气胸短时间内急剧加重，胸腔内压力不断升高，形成张力性气胸。张力性气胸是气胸较为危重的类型，为临床危急值项目，如果出现，临床要尽快干预，否则会在短时间内形成严重的呼吸功能障碍与低氧血症，严重时可引起纵隔移位，继而出现严重的循环功能障碍，甚至休克。

3. 影像学方法的选择与优劣

　　气胸最简单的检查方法是胸部 X 线检查，经济、方便、快捷，近年来随着 CT 的普及，其在气胸的诊断方面发挥越来越重要的作用。传统的 X 线检查，对于气胸的诊断比较明确，但对于气胸形成的原因，有一定的局限性。CT 不仅可以明确气胸的程度及肺实质压迫不张的情况，还可以了解肺实质是否合并挫伤、肋骨有无细微骨折及胸壁皮下气肿等。

病例 *38*

患者，男性，45 岁。车祸外伤后右侧胸部疼痛 2 天。

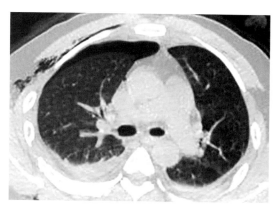

图 38-1

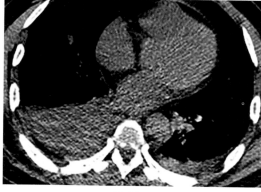

图 38-2

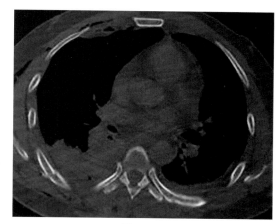

图 38-3

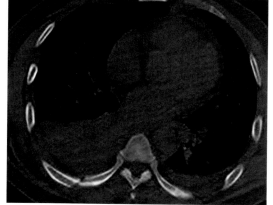

图 38-4

问题

1. 图中有哪些异常 CT 表现？
2. 该病例最可能的诊断是什么？诊断依据是什么？
3. 该病需与哪些疾病相鉴别？
4. 临床上最可能关注的重点是什么？

病例 **38** 血气胸

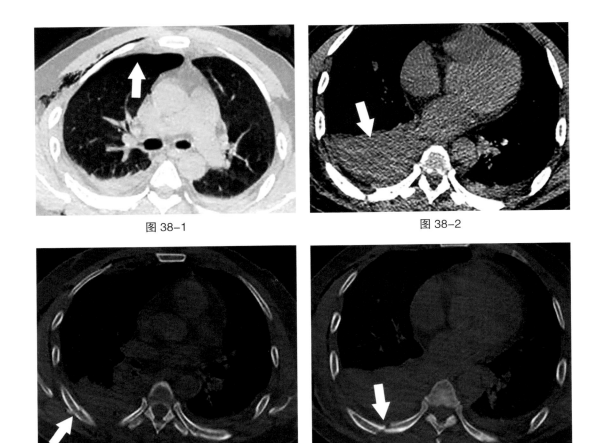

图 38-1   图 38-2

图 38-3   图 38-4

　　图 38-1：CT 横轴位肺窗图像，可见右侧胸腔积气（白箭头），右侧胸壁软组织间隙积气。图 38-2：CT 横轴位纵隔图像，可见双侧胸腔高密度积液，右侧为著（白箭头）。图 38-3 ~ 图 38-4：CT 横轴位骨窗图像，显示右侧多发肋骨骨折（白箭头）

问题答案

❶ 图中有哪些异常 CT 表现？

（1）右侧胸腔内气体密度影，右肺轻度压缩。

（2）右侧多发肋骨骨折，断端轻度错位。

（3）双侧胸腔弧形积液，右侧较多，呈中量，密度较高，测 CT 值约 50 HU。

❷ 该病例最可能的诊断是什么？诊断依据是什么？

该病例拟诊断：右侧多发肋骨骨折，右侧血气胸，皮下积气。

诊断依据：①确切的外伤病史；②明确的肋骨骨折；③右侧胸腔出现气体密度改变，邻近肺组织受压萎陷；④胸腔积液呈高密度；⑤右侧胸壁软组织间隙积气。

❸ 该病需与哪些疾病相鉴别？

该病需与普通胸腔积液、乳糜胸及脓胸进行鉴别。理论上依胸水密度值排序，普通胸水＜乳糜胸＜脓胸＜血胸。血胸密度可因其出血量不同而不同；脓胸密度因其感染程度不同而不同，需结合临床症状、体征及化验检查等综合判断。

❹ 临床上最可能关注的重点是什么？

当出现气胸时，需要判断有没有张力性气胸的发生，张力性气胸是危急值项目，一旦出现，需通知临床尽快干预，因其会在短时间内出现呼吸功能障碍与低氧血症，若出现明显纵隔移位，可继发严重的循环功能障碍，甚至休克。

血胸在胸外伤中的发生率高达 75%，要及时判断胸内出血是否为活动性出血及出血速度。持续出血需行外科处理。

拓展病例

患者，男性，56 岁。剧烈咳嗽后出现左侧颈肩部持续性疼痛，院外给予抗炎治疗，病情逐渐加重，伴胸闷气短、口唇黏膜苍白。

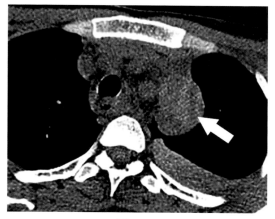

图 38-5

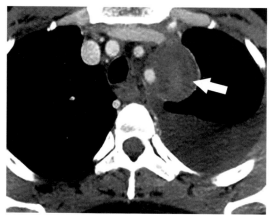

图 38-6

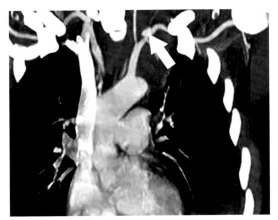
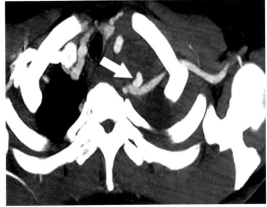

图 38-7   图 38-8

图 38-5：CT 横轴位纵隔窗图像，左侧胸腔可见积液，上纵隔左侧旁可见团块状高密度灶（白箭头），其内密度不均匀，高密度区，CT 值达 66 HU 左右。图 38-6 ~ 图 38-8：CT 增强扫描冠状位和横轴位图像，可见左侧锁骨下动脉壁形态不规则，局部动脉瘤形成（白箭头）

考虑左锁骨下动脉瘤破裂，并左侧血胸，后经 DSA 证实。局麻下行左锁骨下动脉覆膜支架置入术，治愈。

知识点小结

1. 临床表现

血气胸的临床症状与出血量、出血速度和个人体质有关，少量血胸（积血量 500 mL 以下），可无明显症状，胸部 X 线检查仅示肋膈角消失。中量血胸（积血量 500 ~ 1500 mL），可有面色苍白、呼吸困难、脉搏细弱及血压下降等。大量血胸（积血量在 1500 mL 以上），患者可有较严重的呼吸与循环功能障碍和休克症状，包括躁动不安、面色苍白、口渴、出冷汗、呼吸困难及血压下降等。

当血胸进行性加重时，可出现如下临床表现：

（1）脉搏持续加快，血压降低，或虽经补充血容量血压仍不稳定。

（2）胸腔闭式引流量每小时超过 200 mL，持续 3 小时。

（3）红细胞计数、血红蛋白进行性降低。

（4）引流出的胸腔积血，测得血红蛋白和红细胞计数与周围血相接近，且迅速凝固。

2. 发病机制

气胸是指气体进入胸膜腔，血胸指胸膜腔积血，血气胸为二者并存。血气胸不但因血容量丢失影响全身的血液循环，还可压迫肺、推移纵隔影响呼吸功能。

根据血气胸发生的原因不同，分为创伤性与非创伤性。

创伤性血气胸，是因胸部损伤造成胸膜腔内积气、积血，多因胸部挤压伤、肋骨骨折、胸部锐器伤所致，受损严重时可引起肺或支气管的损伤。创伤性血气胸的发生率较高，大部分合并肋骨骨折。大量出血或积气的严重血气胸是胸部外伤死亡的主要原因之一。

非创伤性血气胸又叫自发性血气胸，此类患者无外伤史，但可有咳嗽、运动、负重、负压及突然变换体位等诱因。大多数继发于某些胸部或全身疾病。极少数患者找不到明确的病因。一般多由于肺部先天发育缺陷，部分肺泡结构薄弱，形成肺大疱，肺大疱破裂时牵拉粘连带中的小动脉破裂所致。

中量以上的血胸可因胸腔内血液积存，压迫肺脏，使通气功能受到影响，并可压迫纵隔，造成纵隔移位、血液回流障碍，如不及时抢救，可危及生命。

血胸有以下来源：①胸壁血管出血（肋间动脉或胸廓内动脉）。出血来自体循环，压力较高，出血量大，不易自行终止，常需手术止血；②肺组织裂伤出血。因肺动脉压力较低（为主动脉的 1/6），出血较少，多可自行终止；③心脏或大血管出血（主动脉、肺动脉、肺静脉及腔静脉）。多为急性大出血，早期即出现失血性休克，常危及生命。

胸腔内出血的 2 个特性：①胸腔内压力低，吸气时为负压，胸壁与肺随呼吸运动，出血不易停止和凝固，特别是在损伤较大血管时，常表现为持续性、进行性出血；②肺循环压力低，胸腔是一个固定的封闭体腔，当胸腔内压力因气胸、血胸升高时，不严重的出血可自行终止，一侧胸腔最多可蓄积 40% 的循环血量。

3. 影像学检查方法的选择

血气胸的检查方法首选 X 线摄影，积血量 < 200 mL 时胸片不易发现；200 mL < 积血量 < 500 mL 时，肋膈角变钝；积血量约 1000 mL 时，积血阴影位于肩胛下角平面；积血量超过 1500 mL 时，积血阴影超过肺门水平，甚至为全胸大片致密阴影伴纵隔移位。合并气胸时可见气液平面。

CT 在血气胸的诊断方面发挥着重要的作用。既可显示血气胸形成的原因，还可以明确血气胸的程度、血胸的密度、肺实质压迫不张的情况、肺实质是否合并挫伤、肋骨骨折及胸壁皮下气肿等。

4. 鉴别诊断

（1）胸部创伤后横膈破裂，胃疝入胸腔，X 线胸片显示胸腔下部液气平面，易误诊为创伤性血气胸，CT 检查可以鉴别。

（2）创伤性乳糜胸：创伤性血气胸大多发生于创伤后早期，少数迟发型血胸可发生于伤后 5 ～ 18 天。创伤性乳糜胸常发生于创伤后约 2 周，可与迟发性血胸相混淆，胸腔穿刺采集胸水标本进行实验室检查可以鉴别。

（3）脓胸：胸腔内积血是很好的培养基，胸腔内积血本身可以引起低中度体温增高及血白细胞增多，这需与脓胸相鉴别。穿刺采集标本经实验室检查可以帮助二者鉴别。

病例 *39*

患者，男性，60岁。高处坠落致胸部外伤、截瘫18天。

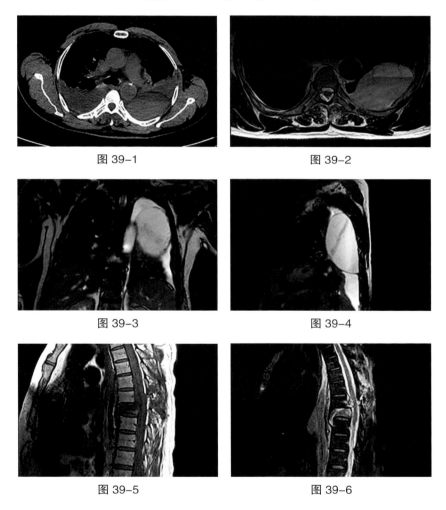

图 39-1   图 39-2

图 39-3   图 39-4

图 39-5   图 39-6

问题

❶ 图中有哪些 CT 及 MRI 征象？

❷ 图中的病变来源于胸膜腔还是胸膜外？请分析定位依据。

❸ 该病例最可能的诊断是什么？

病例 **39** 胸膜外血肿并胸椎压缩性骨折及脊髓损伤

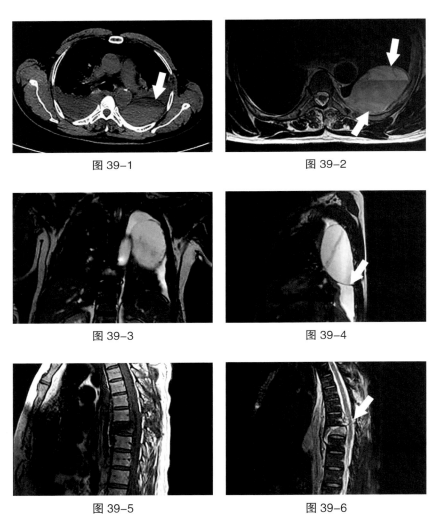

图 39-1   图 39-2

图 39-3   图 39-4

图 39-5   图 39-6

    图 39-1：横轴位 CT 平扫纵隔窗图像，可见双侧胸腔积液，左侧积液呈梭形，密度不均匀，可见分层现象（白箭头），病变前缘见线状胸膜掀起，邻近肺实质压迫性不张。图 39-2 ~ 图 39-6：磁共振横轴位、冠状位及矢状位图像，显示胸 8 椎体压缩性骨折，左侧胸壁下可见梭形异常信号影，T_1T_2 信号均较高，内见分层位于胸膜外（白箭头），伴胸膜掀起

问题答案

❶ 图中有哪些 CT 及 MRI 征象？

（1）胸部 CT 平扫图像，可见双侧胸腔积液，左侧呈梭形，另见左侧胸膜被掀起，胸膜外脂肪显影、增厚、内移，与胸壁分离。

（2）MRI 图像，可见左侧胸膜掀起、增厚，胸膜外见梭形 T_1 略高信号、T_2 高信号病变，其内见液 – 液分层改变，左肺组织受压。

（3）胸 8 椎体压缩性骨折，相同水平胸段脊髓条片状 T_2 高信号灶，考虑脊髓挫伤。

❷ 图中的病变来源于胸膜腔还是胸膜外？请分析定位依据。

影像学征象示，双侧胸腔积液，左侧胸膜外脂肪层显影、增厚、内移，在 T_2WI 上，左侧胸膜呈低信号分隔病变与胸腔内积液，故病变位于胸膜外，而非胸膜腔内。

❸ 该病例最可能的诊断是什么？

该病例最可能诊断为胸 8 椎体压缩性骨折伴胸段脊髓挫伤，左侧胸壁胸膜外血肿，双侧胸腔积液。

拓展病例

胸膜外神经鞘瘤。患者，女性，45 岁。咳嗽、气短 1 月余，加重 1 周。

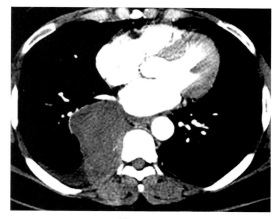 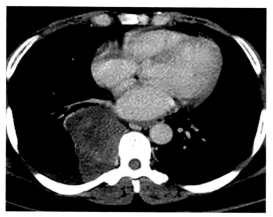

图 39-7   图 39-8

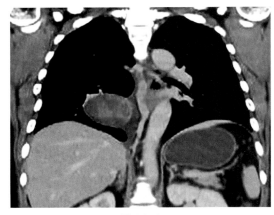 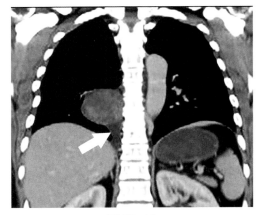

图 39-9   图 39-10

图 39-7 ~ 图 39-8：胸部 CT 增强扫描横轴位图像，右侧胸腔见少量液性密度灶，右侧胸膜被掀起，与胸壁分离，右后胸壁胸膜外及脊柱右旁沟见类圆形稍高密度灶，增强后动脉期 CT 值约 65 HU，静脉期 CT 值约 76 HU，其内密度不均匀。图 39-9 ~ 图 39-10：CT 冠状位重组图像，右侧胸腔少量积液影，病灶位于右后胸壁胸膜外及脊柱右旁沟，其内密度不均匀，胸膜被掀起并与胸壁分离（白箭头）

术前考虑右后胸壁胸膜外及脊柱右旁沟的良性神经源性肿瘤，术后病理回报为神经鞘瘤。

知识点小结

1. 临床表现

胸膜外血肿是发生于壁层胸膜外的出血性疾病，多为外伤所致，也可为自发性或医源性。诱因多为咳嗽、深呼吸等。胸膜外血肿的临床症状可为不同程度的胸部不适、胸闷、胸痛及气促等表现。发病早期症状较隐匿，诊断困难，部分患者待发生迟发性血胸或失血性休克时才被发现。

2. 发病机制

胸膜外血肿可分为外伤性、自发性及医源性 3 种。外伤性胸膜外血肿是胸部外伤后的常见并发症。胸部外伤的直接或间接暴力导致胸壁内血管破裂出血，血液进入胸壁软组织与壁层胸膜之间，并逐步累积，形成弧状或梭形胸膜外血肿。胸膜外血肿常合并肋骨骨折、胸椎压缩骨折等其他胸部损伤。

3. 影像学表现

（1）胸部 CT 图像中，胸膜外血肿形态以弧状或梭形为主，CT 值较高，呈血性密度，病灶内侧缘可见胸膜掀起征及胸膜外脂肪层显示。病灶常合并胸腔积液及邻近肋骨骨折等胸部外伤征象。显示胸膜外血肿 CT 明显优于 X 线，CT 多平面重组可进一步准确地定位。

（2）MRI 扫描可显示胸椎压缩性骨折及胸段脊髓的损伤情况，同时也可显示血肿的液 – 液分层及不同时期血肿的信号表达。

4. 胸壁解剖知识

从内向外，胸膜、胸壁结构分层包括：脏层胸膜、胸膜腔、壁层胸膜、胸内筋膜及脂肪层、肋间肌、胸壁外肌层、浅筋膜及皮肤层。而胸膜外血肿多位于壁层胸膜与胸壁外肌层之间（图 39–11 ~ 图 39–13）。

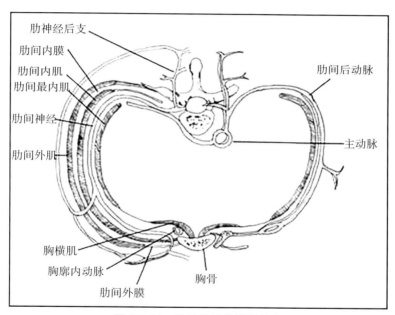

图 39–11　胸壁横轴位解剖示意

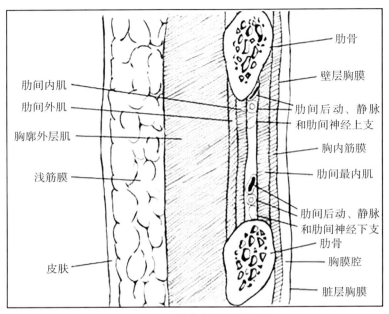

图 39-12　胸部侧壁解剖示意

肋间内肌
肋间外肌
胸廓外层肌
浅筋膜
皮肤

肋骨
壁层胸膜
肋间后动、静脉和肋间神经上支
胸内筋膜
肋间最内肌
肋间后动、静脉和肋间神经下支
肋骨
胸膜腔
脏层胸膜

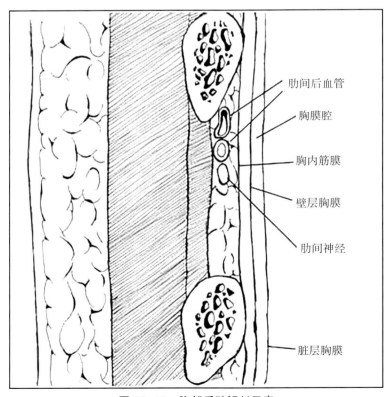

图 39-13　胸部后壁解剖示意

肋间后血管
胸膜腔
胸内筋膜
壁层胸膜
肋间神经
脏层胸膜

病例 *40*

患者，男性，53 岁。患者于 1 日前骑摩托车时与一辆汽车相撞。

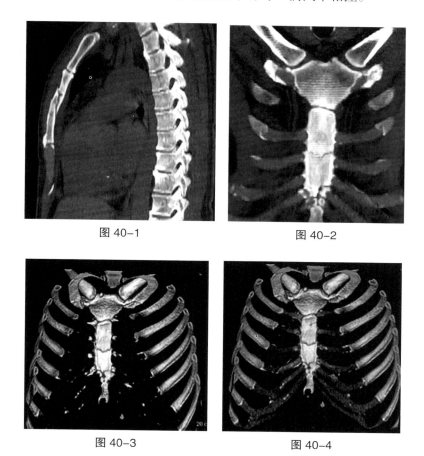

图 40-1   图 40-2

图 40-3   图 40-4

问题

❶ 图中有哪些异常 CT 表现？

❷ 图中病变累及的范围？

❸ 该病例最可能的诊断是什么？诊断依据是什么？

❹ 与传统 X 线检查方法相比，CT 结合后处理技术的优势是什么？

❺ 除该病外，还需要关注哪些内容？

病例 **40**　胸骨骨折

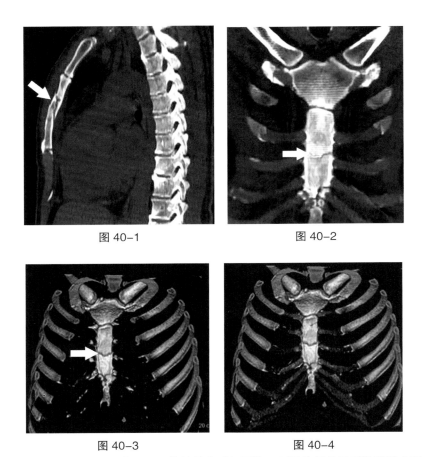

图 40-1　　　　　　　　　　　　　图 40-2

图 40-3　　　　　　　　　　　　　图 40-4

图 40-1 ~ 图 40-2：CT 矢状位及冠状位骨窗重组图像，显示胸骨体骨质连续性中断，伴轻度移位（白箭头）。图 40-3 ~ 图 40-4：胸骨 CT 容积重组（volume rendering，VR）图像，显示胸骨连续性中断（白箭头）

问题答案

❶ 图中有哪些异常 CT 表现？

（1）胸骨体区骨质连续性中断，并见多条骨折线，断端轻度错位。

（2）利用 CT 多平面重组和容积重组可以从不同角度观察病变。

❷ 图中病变累及的范围？

骨折主要累及胸骨体，胸骨柄连续性正常，双侧肋软骨骨质连续。

❸ 该病例最可能的诊断是什么？诊断依据是什么？

该病例拟诊断：胸骨体骨折，轻度移位。

诊断依据：有明确的外伤史；骨质不连续，骨小梁断裂。

❹ 与传统 X 线检查方法相比，CT 结合后处理技术的优势是什么？

X 线平片是诊断骨折简便、有效的影像检查方法。由于其为二维成像，存在重叠，对一些隐蔽性骨折和细微骨折易漏诊和误诊。在临床工作中，我们经常通过改变投照体位如切线位、断层融合技术等解决上述问题，但鉴于 X 线摄影的先天缺陷，有时候仍然不能显示骨折，误诊漏诊时有发生。即使发现骨折，也难以清楚显示周围组织情况。

CT 具有良好的密度分辨率，且不受重叠影响，可发现部分隐蔽性骨折。随着 CT 的不断发展，容积扫描以及强大后处理功能，弥补了因部分容积效应无法显示的细小骨折及扫描层面与骨折线重叠的缺陷。骨折存在与否，骨折的数目、骨折病变周围组织情况及骨折并发症等因素直接影响临床的治疗方案，同时也是司法鉴定的主要依据。

❺ 除该病外，还需要关注哪些内容？

胸骨骨折伴移位者胸内脏器损伤的发生率高，如心脏挫裂伤、心包破裂、支气管断裂，以及是否有连枷胸的发生等，上述与骨折伴随的情况均需引起关注。

拓展病例

肺癌胸骨转移。患者，男性，42 岁。胸骨区疼痛 3 天，半年前无明显诱因出现刺激性咳嗽，咳痰，伴痰中带血丝，不伴发热，支气管镜考虑右肺上叶支气管非小细胞癌。

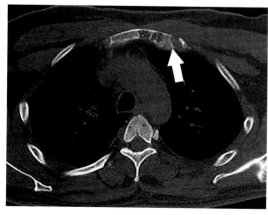

图 40-5

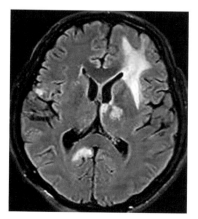

图 40-6

图 40-5：胸骨柄左侧可见局限低密度灶（白箭头），形态不规则，边缘清晰。图 40-6：颅内多发 T$_2$WI 高信号结节灶，周围伴不规则水肿

结合病史考虑胸骨转移、脑转移，后经过 ECT 证实。

知识点小结

骨转移是恶性肿瘤的晚期阶段，以乳腺癌、前列腺癌、肺癌、结直肠癌等肿瘤常见，部分骨转移患者轻微外伤可以导致病理性骨折。与骨折区别在于病理性骨折伴骨质破坏，并见软组织肿块形成。

1. 临床表现

胸骨骨折一般都有明确的胸前区外伤史，外伤后出现局部疼痛、压痛；伴有骨折移位时可见局部变形；合并肋骨骨折或肋软骨骨折时，可出现反常呼吸运动，甚至可有呼吸、循环功能障碍。

2. 发病机制

胸骨骨折主要是强大的外力直接作用于胸骨区所致，以车祸、打击及挤压伤为主。胸骨骨折易合并胸内脏器、血管损伤，如心脏挫裂伤伴心包积血，纵隔血肿，支气管断裂，肺挫裂伤及多发肋骨骨折等。

3. 影像学方法的选择与优劣

胸骨位于胸廓正中，由于解剖部位的特殊性，胸部 X 线片难以清晰显示，容易漏诊。CT 及 CT 三维重组因其密度分辨率高、无重叠，在显示胸骨病变周围软组织改变以及胸锁关节受累等方面具有优势。

病例 *41*

患者，女性，35 岁。患者于 1 日前遭遇车祸后左侧胸部疼痛，入院检查。

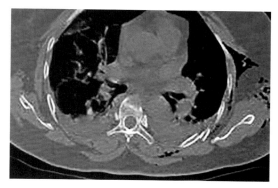

图 41-1

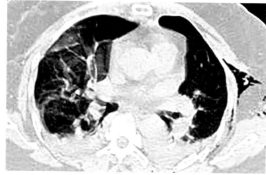

图 41-2

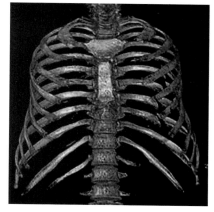

图 41-3

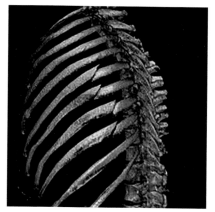

图 41-4

问题

1. 图中有哪些异常 CT 表现？
2. 图中病变累及的范围？
3. 该病例最可能的诊断是什么？诊断依据是什么？
4. 与传统 X 线检查方法相比，CT 的优势是什么？
5. 建议临床下一步重点关注什么？

病例 **41** 肋骨骨折

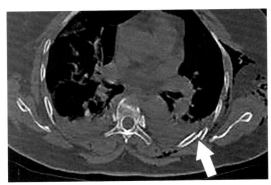

图 41-1

图 41-2

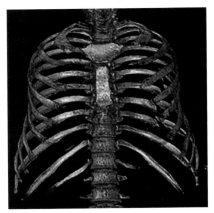

图 41-3

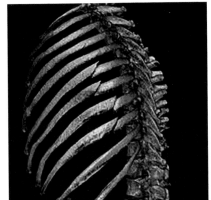

图 41-4

　　图 41-1：CT 横轴位骨窗图像，示左侧肋骨连续性中断，断端轻度错位（白箭头）。图 41-2：CT 横轴位肺窗图像，示左侧胸壁软组织间隙内积气及左侧气胸（黑箭头）。图 41-3 ~ 图 41-4：CT VR 图像，显示左侧多发肋骨骨折伴移位

问题答案

❶ 图中有哪些异常 CT 表现？

（1）左侧多根后肋骨质连续性中断，断端轻度错位，无骨痂形成。

（2）左侧胸壁软组织间隙内积气，双侧胸腔积液，左侧少量积气，左肺轻度受压。

（3）CT VR 图像，可以很直观地显示肋骨的骨折线及错位情况。

❷ 图中病变累及的范围？

CT 横轴位图像结合 CT VR 图像，可见左侧第 6、第 7、第 8、第 9 肋骨骨折。

❸ 该病例最可能的诊断是什么？诊断依据是什么？

该病例最可能的诊断为左侧多发肋骨骨折。

诊断依据：左侧少量气胸，双侧胸腔积液，左侧胸壁软组织间隙积气。

❹ 与传统 X 线检查方法相比，CT 的优势是什么？

X 线平片是显示骨折的首选影像检查方法。由于其为二维成像，存在影像重叠，所以对一些隐蔽性骨折和细微骨折易漏诊和误诊。虽可以通过改变投照体位如切线位、断层融合等技术解决上述问题，但有些患者无法配合特殊体位的检查，同时，X 线平片的密度分辨率低，仍难完全满足临床需求，另外，难以显示周围组织。

CT 具有良好的密度分辨率，且不受重叠影响，因此 CT 可以发现隐蔽性骨折，其强大后处理功能也弥补了重叠影像带来的缺陷。但 CT 对于软骨、韧带及脊髓的显示不理想。

典型的肋骨骨折通过 CT 很容易诊断，而隐匿性骨折则容易漏诊和误诊。隐匿性肋骨骨折是指肋骨的完整性或连续性已经中断，常规 CT 难以发现或模棱两可的轻微骨折，需经过一段时间随访复查才能发现（图 41-5 ~ 图 41-6），在工伤鉴定或司法鉴定实践中具有重要的实际意义。

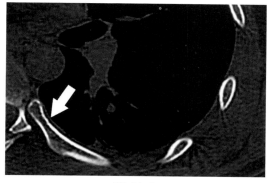
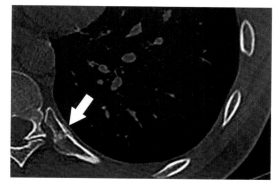

图 41-5   图 41-6

图 41-5：患者外伤后左侧背痛，CT 检查发现左侧第 7 后肋内缘骨皮质局部欠光滑（白箭头），未见明确骨折线。图 41-6：患者 25 天后复查 CT，左侧第 7 后肋局部可见骨痂形成（白箭头），证实为肋骨隐匿性骨折

❺ 建议临床下一步重点关注什么？

肋骨骨折常为外伤所致，上肋骨折常合并锁骨或肩胛骨骨折，并可合并胸部大血管损伤、支气管或气管断裂及心脏挫伤等；下肋骨折还可合并腹腔内脏器损伤，如肝、

脾、肾和肾上腺损伤，还应注意合并脊柱和骨盆骨折。

拓展病例

患者，男性，57 岁。主因车祸后气短、左侧胸疼就诊。

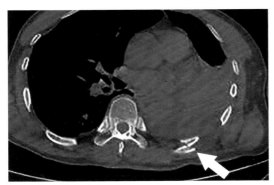

图 41-7

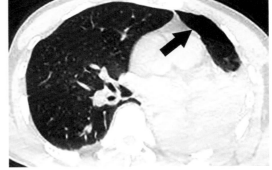

图 41-8

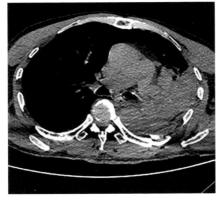

图 41-9

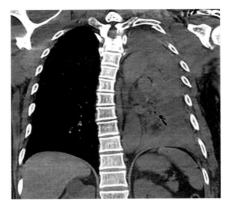

图 41-10

图 41-7：横轴位骨窗图像，显示左侧后肋连续中断（白箭头）。图 41-8：横轴位肺窗图像，显示左侧胸腔积气（黑箭头）。图 41-9：横轴位纵隔窗图像，显示左侧胸腔积血。图 41-10：冠状位纵隔窗图像，显示纵隔明显左偏，结合患者三维重建图像，诊断左侧第 2～第 8 肋多发骨折，因系多发肋骨骨折导致胸腔塌陷、肺不张，应警惕连枷胸

知识点小结

1. 临床表现

（1）患者伤后局部疼痛、肿胀，查体可有血肿或瘀斑。

（2）深呼吸、咳嗽、说话、喷嚏及躯干转动时，疼痛加剧。

（3）有明显压痛或畸形，有时可有骨擦音。

（4）胸廓挤压试验阳性。

（5）患者常能指出痛点，即骨折处。若骨折合并气胸时，可出现胸闷、气促、伤侧呼吸运动减弱，胸部叩诊呈鼓音，呼吸音减弱或消失。

2. 发病机制

肋骨共 12 对，前与胸骨、后与胸椎相连，胸部损伤时，常发生肋骨骨折，约占胸廓骨折的 90%。

肋骨骨折一般由外来暴力所致，骨折端向内折断时，可同时对胸内脏器造成损伤，如肺挫裂伤、气胸、胸腔积液积血等；如胸壁伤口穿破胸膜，致使胸膜腔与外界相通，空气进入胸膜腔，为开放性气胸；如胸膜或肺破口形成阀门，吸气时空气通过穿破口进入胸膜腔，呼气时则不能将空气排出胸膜腔，胸膜腔压力不断增高，对肺的压迫和纵隔的推移也越来越大，则为张力性气胸。

多发肋骨骨折可以引起连枷胸，继发纵隔摆动，影响血液回流，是导致和加重休克的重要因素之一。

病例 *42*

患者，男性，49 岁。高处坠落背部着地，下肢截瘫，行 CT 及 MRI 检查。

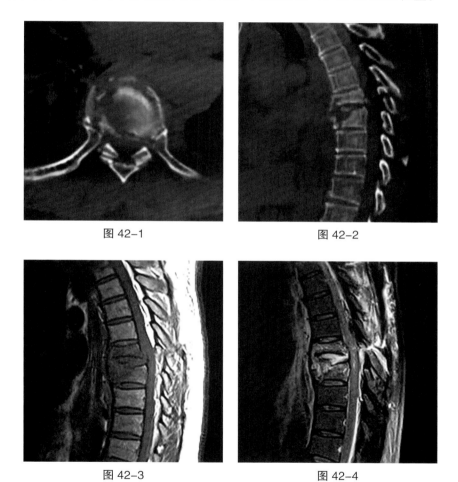

图 42-1

图 42-2

图 42-3

图 42-4

问题

❶ 图中有哪些异常影像学表现?

❷ 图中病变累及的范围?

❸ 该病例最可能的诊断是什么?

病例 42 椎体骨折

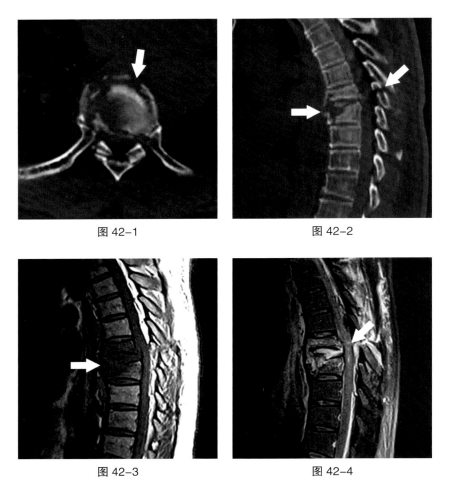

图 42-1

图 42-2

图 42-3

图 42-4

图 42-1：CT 横轴位骨窗图像，见骨皮质断裂（白箭头）。图 42-2：CT 矢状位重组图像，胸 8、胸 9 椎体骨折累及前、中、后柱（白箭头）。图 42-3 ~ 图 42-4：磁共振矢状位 T_1WI 及 T_2WI 脂肪抑制图像，显示椎体骨折、骨髓及邻近软组织水肿及脊髓损伤（白箭头）

问题答案

①图中有哪些异常影像学表现?

（1）胸8、胸9椎体骨皮质断裂、椎体形态失常，胸8椎体爆裂性骨折，胸9椎体压缩性骨折，胸8、胸9椎间隙略变窄。

（2）椎体后缘有小的游离碎骨片，向后突入椎管内，骨性椎管狭窄。

（3）胸8椎体棘突断裂。

（4）T_2WI脂肪抑制显示T_2高信号水肿改变。

（5）脊髓内见斑片状的T_2高信号挫伤改变。

②图中病变累及的范围?

病变累及胸8、胸9椎体。胸8累及椎体前、中、后柱，椎管骨性狭窄。胸9累及椎体前、中柱，脊髓挫伤。

③该病例最可能的诊断是什么?

该病例最可能的诊断为胸8椎体爆裂性骨折，胸9椎体压缩性骨折，相应节段骨性椎管狭窄，脊髓挫伤，合并周围大范围软组织挫伤。

拓展病例

拓展病例1：患者，男性，52岁。外伤后腰背部疼痛。

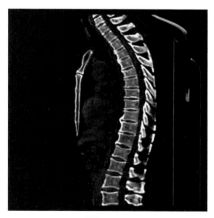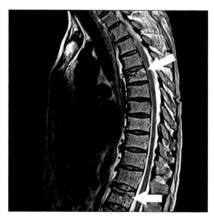

图 42-5   图 42-6

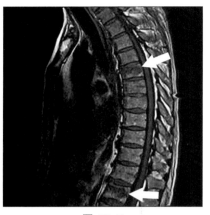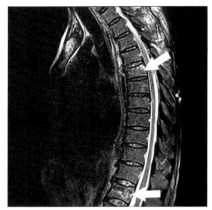

图 42-7   图 42-8

图 42-5：胸椎 CT 矢状位重组图像，椎体无任何密度及形态的异常。图 42-6 ~ 图 42-7：矢状位 T_2WI、T_1WI 图像中胸 5、胸 12 椎体信号异常，整体呈长 T_2 长 T_1 信号改变（白箭头）。图 42-8：T_2WI 脂肪抑制图像显示椎体外形无明显变化，可见骨髓水肿，提示椎体骨小梁挫伤（白箭头）。可解释患者 CT 检查显示正常，但疼痛的症状持续存在的原因

拓展病例 2：椎体爆裂性骨折。患者，男性，48 岁。车祸外伤。

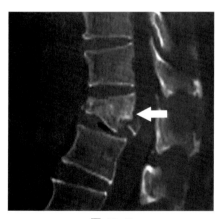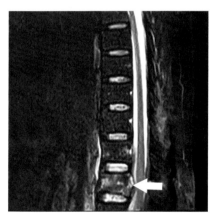

图 42-9   图 42-10

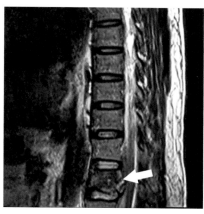
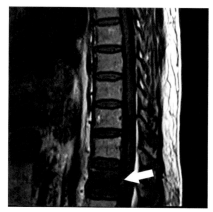

图 42-11 图 42-12

图 42-9：胸椎 CT 矢状位重组图像，锥体呈楔形变，椎体后缘可见脱落的骨块进入椎管，相应节段椎管骨性狭窄，硬膜囊受压（白箭头）。图 42-10 ~ 图 42-12：MR 图像相应节段的脊髓内未见异常信号

知识点小结

1.临床表现

椎体骨折有明确的外伤病史，骨折较轻时以疼痛为主要症状，骨折累及椎管内脊髓时，可出现肢体症状。轻症患者中特别是老年骨质疏松患者，腰背部有疼痛，CT 检查可阴性，MR 提示骨髓水肿伴轻度压缩改变，部分患者无明确外伤病史，仅有扭腰、拉伸等轻微动作。

2.检查方法的选择

传统的检查方法为 X 线平片，分辨率低，随着检查技术的不断进步，CT 平扫结合三维重建及 MR 扫描已经成为常规手段。椎体骨折的诊断要点为骨皮质断裂，但在椎体轻度压缩时，仅会出现骨小梁的嵌插，横轴位的 CT 图像难以辨认，矢状位图上表现为椎体内的横行条形高密度。磁共振对骨小梁嵌插骨折比 CT 敏感。在临床工作中，一些 CT 检查阴性的病例在 MR 图像上也可以看到骨髓水肿改变，常规 T_1WI 与 T_2WI 显示困难时，需加扫脂肪抑制序列。

3.椎体骨折着重关注的问题

脊柱骨折的诊断相对简单，在临床工作中我们更多的是要关注相应节段椎管的受损情况，特别是累及中、后柱的病例，需关注有无骨性椎管狭窄，有无上下关节突的骨折、序列的紊乱。如果患者出现下肢感觉与运动的障碍，要行 MR 检查，观察相应节段脊髓的情况，了解有无挫伤。

4. 拓展知识点

脊柱的三柱理论：1983 年，由 Denis 提出。①前柱：前纵韧带、前 2/3 椎体和间盘；②中柱：后 1/3 的椎体和间盘、后纵韧带；③后柱：后纵韧带后侧的所有结构（骨性结构和 PLC）。PLC：即后韧带复合体，棘上韧带、棘间韧带、黄韧带和小关节囊。

患者，男性，11 岁。摔伤后致左肩部疼痛、活动受限 2 小时。

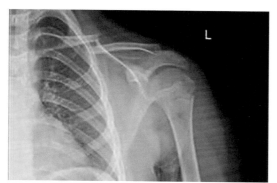

图 43-1

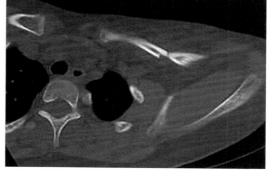

图 43-2

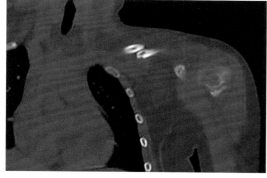

图 43-3

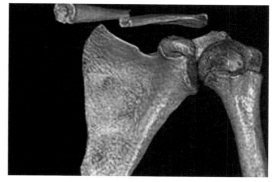

图 43-4

问题

① 图中有哪些异常的 X 线及 CT 表现？

② 该病例最可能的诊断是什么？诊断依据是什么？

③ 该种损伤分为哪几种类型？该患者属于哪种类型？

病例 43 锁骨骨折

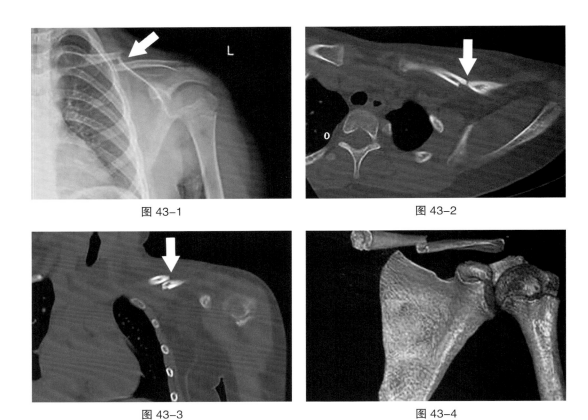

图 43-1

图 43-2

图 43-3

图 43-4

图 43-1：左侧锁骨 X 线正位片，见左侧锁骨中段骨折伴移位（白箭头）。图 43-2：CT 横轴位骨窗图像，显示左侧锁骨中段骨质连续性中断（白箭头），断端错位，无骨痂形成。图 43-3：CT 冠状位重组图像，显示左侧锁骨中段骨折伴移位（白箭头）。图 43-4：CT 容积重组图像，显示左侧锁骨骨折伴移位

问题答案

❶ 图中有哪些异常的 X 线及 CT 表现？

（1）左侧锁骨正位 X 线片，显示左侧锁骨中段骨质连续性中断，断端缩短重叠，近端向上移位，远端向下向内移位。

（2）CT 平扫横轴位、冠状位及三维重组图像，显示左侧锁骨骨质连续性中断，与 X 平片相比，可多角度、多方位观察锁骨骨折，并可判断骨折属于哪个类型。

❷ 该病例最可能的诊断是什么？诊断依据是什么？

该病例最可能的诊断为左侧锁骨骨折，诊断依据：

（1）患者有外伤史，且临床表现外伤后左肩部疼痛伴活动受限。

（2）左侧锁骨中段骨质结构断裂，断端缩短重叠。

❸ 该种损伤分为哪几种类型？该患者属于哪种类型？

按骨折的影像学表现可分为错位型、粉碎型及青枝型，该病例属于错位型锁骨骨折，断端错位重叠。

拓展病例

右侧锁骨胸骨端骨转移瘤。患者，女性，46 岁。右乳腺癌术后 2 年，全身多处骨骼疼痛半年。

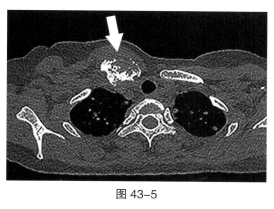

图 43-5

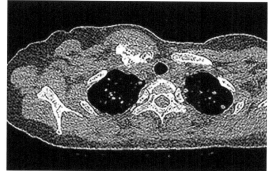

图 43-6

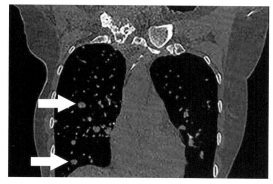

图 43-7

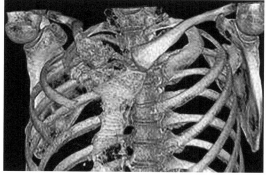

图 43-8

图 43-5 ~ 图 43-6：横轴位 CT 平扫骨窗图像，右侧锁骨胸骨端骨质破坏，病灶周围见不规则软组织肿块（白箭头），双肺可见多发软组织密度结节，诊断为右侧锁骨胸骨端骨转移灶，合并双肺多发转移瘤。图 43-7 ~ 图 43-8：冠状位 CT 重组图像和容积重组图像，既可显示右侧锁骨胸骨端骨质破坏伴软组织肿块，也可显示双肺多发转移瘤（白箭头）

知识点小结

1. 临床表现

锁骨骨折多发生于儿童及青壮年，占全身骨折的 5% ~ 10%。锁骨位于肩峰与胸骨柄之间，位置表浅，当受到直接或间接暴力作用时易发生骨折。儿童骨折多为青枝骨折。因锁骨位置表浅，骨折后可出现锁骨区软组织肿胀、皮下淤斑，肩关节活动后疼痛，骨折处可触及移位的骨折断端。

2. 发病机制

直接或间接暴力均可引起锁骨骨折，后者多见。当侧方摔倒，肩部着地，力量传导至锁骨，即发生斜行骨折；若手、肘部着地，暴力经肩部传至锁骨，即发生斜行或横行骨折。直接暴力骨折少见，多为粉碎性骨折，由暴力从上方直接撞击锁骨所致。锁骨骨折可致臂丛神经损伤或喙锁韧带损伤。

3. 影像学表现

（1）锁骨骨折好发于锁骨中 1/3 或中外 1/3 交界处，肩峰端与胸骨端骨折少见。

（2）锁骨正位 X 线片可表现为锁骨连续性中断，断端错位。CT 可多角度、多方位观察锁骨骨折，并可判断骨折类型。

（3）按锁骨骨折表现分为错位型、粉碎型及青枝型，错位型多见。

（4）错位型锁骨骨折移位大体相同，多表现为近端向上移位，远端向下向内移位，断端短缩重叠。

（5）粉碎型常可见碎裂骨折片，易损伤锁骨下动脉，引起出血及周围软组织肿胀。

（6）青枝型骨折表现为皮质皱褶及不同程度的成角畸形，成角严重者，可出现肩关节内收畸形。

（7）锁骨骨折可合并肩胛骨骨折及肋骨骨折，勿漏诊。

（8）锁骨骨转移可合并锁骨病理性骨折，应结合原发病史，仔细分析影像学表现。

病例 44

患者，男性，30岁。摔伤后致右肩部疼痛，伴活动受限2天。

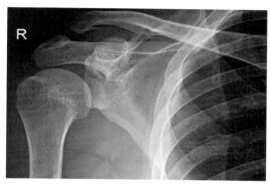

图 44-1

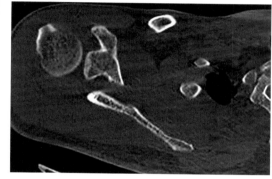

图 44-2

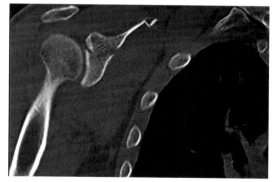

图 44-3

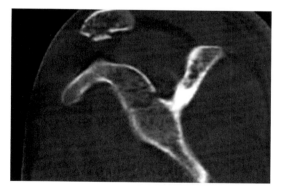

图 44-4

问题

1. 图中有哪些异常的X线及CT表现？
2. 该病例最可能的诊断是什么？诊断依据是什么？
3. 该种损伤分为哪几种类型？该患者属于哪种类型？
4. 该病例应该进一步做什么检查？

病例 44 肩胛骨骨折

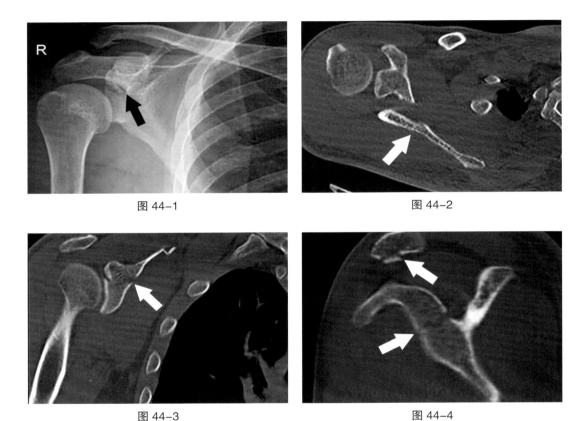

图 44-1

图 44-2

图 44-3

图 44-4

图 44-1：右肩 X 线正位片，右侧肩胛骨骨折（黑箭头）。图 44-2 ~ 图 44-4：CT 横轴位及多平面重组图像，显示右侧肩胛骨骨折线的位置及形态（白箭头）

问题答案

❶ 图中有哪些异常的 X 线及 CT 表现？

（1）右侧肩胛骨骨质连续性中断，累及肩胛体冈上窝、肩胛颈及关节盂，骨折线欠规则，呈近似横行，通过体部、颈部及关节盂，可见多个碎骨片，骨折分离不明显，冈上窝区断端增宽。

（2）CT 平扫横轴位、冠状位及斜矢状位重组图像，显示右侧肩胛骨骨质中断，累及肩胛体冈上窝、肩胛颈及关节盂。CT 可多角度、多方位观察右侧肩胛骨骨折，并可判断骨折类型。

❷该病例最可能的诊断是什么？诊断依据是什么？

该病例最可能的诊断为右侧肩胛骨骨折，诊断依据：

（1）患者有外伤史，且临床表现为外伤后右肩部疼痛伴活动受限。

（2）右侧肩胛骨骨质连续性中断，累及肩胛体冈上窝、肩胛颈及关节盂，符合右侧肩胛骨骨折。

❸该种损伤分为哪几种类型？该患者属于哪种类型？

按肩胛骨骨折的影像学表现可分为肩胛体骨折、肩胛颈骨折、肩胛冈骨折、肩胛盂骨折、肩峰骨折、喙突骨折及混合性肩胛骨骨折。该病例属于混合型肩胛骨骨折。

❹该病例应该进一步做什么检查？

肩胛骨、肩关节的多发骨折，常伴发有肩部韧带的撕裂或损伤，需要进一步行 MR 扫描。

拓展病例

患者，女性，61 岁。外伤后右肩部疼痛伴活动受限 24 小时。

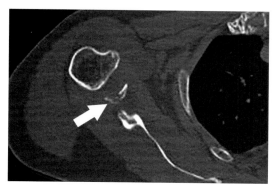

图 44-5

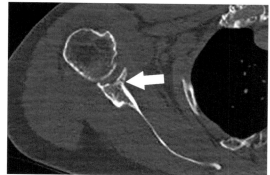

图 44-6

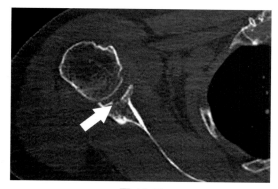

图 44-7

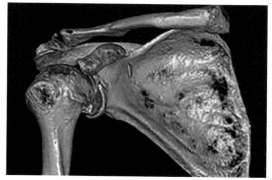

图 44-8

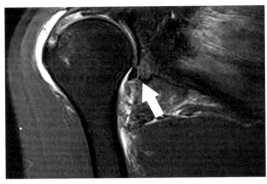 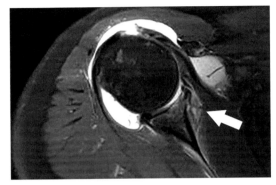

图 44-9   图 44-10

图 44-5 ~ 图 44-8：CT 横轴位及容积重组图像，右侧肩胛盂前下缘骨质连续性中断，骨折线不规则，可见多发游离骨块，考虑右肩胛盂前下缘骨折（骨性 Bankart 损伤）。图 44-9 ~ 图 44-10：MRI 横轴位及冠状位图像，右侧肩胛盂下缘骨质连续性中断，累及前下盂唇，右肩关节滑膜弥漫增厚伴积液，肩胛盂见片状骨髓水肿，冈上肌腱损伤，考虑右肩胛盂前下缘骨折伴前下盂唇损伤（前下盂唇 Bankart 损伤及骨性 Bankart 损伤）

知识点小结

1. 临床表现

肩胛骨骨折较少见，占全身骨折的 0.2%，多为全身复合伤的一部分，骨折移位多不明显，可表现为肩胛部疼痛，活动时明显。当肩胛骨粉碎骨折时，可伴有肩胛部软组织肿胀。肩胛骨骨折多伴肩关节活动受限。

2. 发病机制

多为直接暴力所致。由于肩胛骨周围有较多肌肉包裹，肩胛骨骨折时，断端移位多不明显。

3. 影像学表现

（1）按骨折部位，可分为肩胛体骨折、肩胛颈骨折、肩胛冈骨折、肩胛盂骨折、肩峰骨折、喙突骨折及混合型骨折。

（2）肩胛体骨折以粉碎性多见，骨折线可斜行、横行或纵行，可见多个骨块影，骨折断端分离常不明显。有时可表现为"T"形或"V"形骨折线，X 线检查常难以清晰显示骨折线，CT 薄层图像结合多种后处理技术不仅可以明确显示骨折，且可多方位、多角度显示骨折线及断端移位情况。

（3）肩胛颈骨折常伴有肩胛盂损伤，骨折线可延伸至喙突、肩胛冈及肩胛骨体，肩胛盂多向内侧移位。

（4）肩胛冈骨折常与肩胛骨体骨折并存，单独的肩胛冈骨折较少见，多由直接外力所致，多表现为线样或粉碎性骨折，骨折断端移位常不明显。

（5）肩胛盂骨折多由于肱骨头前、后脱位撞击所致，正位 X 线不易发现，CT 可明确诊断，MRI 检查对显示下盂唇的损伤，即前下盂唇的 Bankart 损伤或后下盂唇的反 Bankart 损伤有明显优势。

（6）肩峰骨折多由肩锁韧带及三角肌牵拉所致，为撕脱性骨折，骨折端向外下方移位。喙突骨折多表现为小块状撕脱性骨折或喙突的基底部骨折，骨折可无或向上移位。

（7）肩胛骨骨折多合并锁骨及肋骨骨折，合并肋骨骨折时，可引起气胸，应引起重视。

患者，男性，58 岁。患者于 10 年前出现活动后胸痛，无心悸、黑蒙、眩晕，就诊于当地医院，对症治疗后症状缓解，后自觉上述症状加重。患者有高血压病史 5 年余，血压最高 150/100 mmHg。

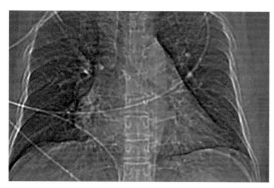

图 45-1

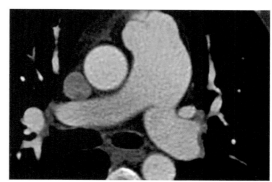

图 45-2

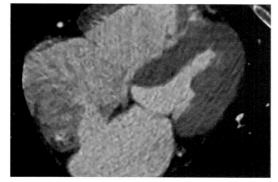

图 45-3

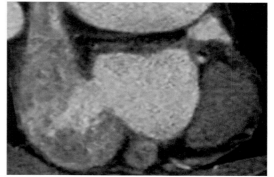

图 45-4

问题

① 图中有哪些异常 CT 表现?

② 该病例最可能的诊断是什么? 诊断依据是什么?

③ 该病需与哪些疾病相鉴别?

病例 45 房间隔缺损

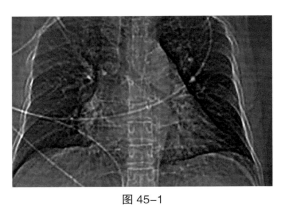

图 45-1

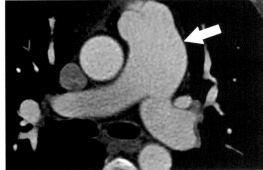

图 45-2

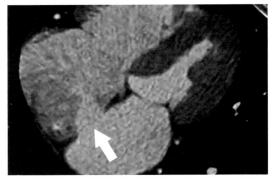

图 45-3

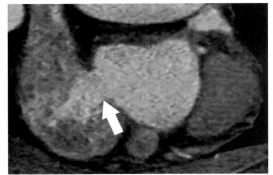

图 45-4

图 45-1：CT 定位相，显示心影增大。图 45-2：CT 增强扫描横轴位图像，显示肺动脉管径增宽（白箭头，3.93 cm），并宽于同层面升主动脉（2.91 cm）。图 45-3 ~ 图 45-4：CT 增强扫描横轴位及冠状位重组图像，房间隔部分缺如（白箭头），左、右心房相通，对比剂左向右分流

回答问题

❶ 图中有哪些异常 CT 表现？

（1）房间隔连续性中断，左、右心房相通，对比剂左向右分流。

（2）右心房、右心室增大，肺动脉增宽。

❷ 该病例最可能的诊断是什么？诊断依据是什么？

该病例最可能的诊断为房间隔缺损，诊断依据：

（1）直接征象：房间隔连续性中断。

（2）间接征象：右心房、右室增大，肺动脉高压。

❸ 该病需与哪些疾病相鉴别？

该病需与房间隔瘤相鉴别，详见拓展病例及知识点小结中的鉴别诊断内容。

拓展病例

房间隔瘤伴房间隔缺损。患者，女性，53 岁。主因劳累后胸痛半年余就诊。患者半个月前劳累后出现胸痛，呈间断针刺样疼痛，伴气促、乏力，休息后可自行缓解，持续时间长短不一，每次发作均在重体力劳动后出现。既往有高血压病史 2 年，平素血压控制于 140 ～ 160/70 ～ 90 mmHg。

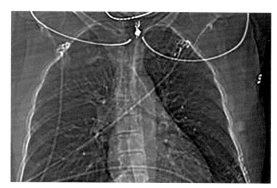

图 45-5

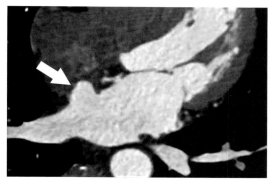

图 45-6

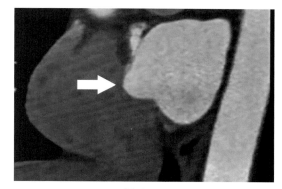

图 45-7

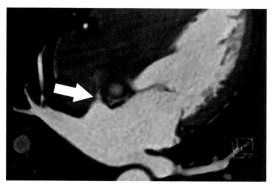

图 45-8

图 45-5：CT 定位像，心影大小及形态未见明显异常。图 45-6 ～ 图 45-7：CT 横轴位及重组图像，房间隔可见局限性瘤样膨隆并凸向右心房（白箭头）。图 45-8：房间隔膨出处可见连续性中断，对比剂左向右分流，左、右心房相沟通（白箭头）

知识点小结

房间隔位于左、右心房之间，由两层心内膜间少量心肌和结缔组织构成，厚 1 ~ 4 mm，卵圆窝处最薄，厚约 1 mm；房间隔缺损是因为胚胎时期原始心房间隔的发生、吸收和融合异常，而导致的左、右心房之间存在交通。

1. 血流动力学改变

因正常情况下，左房压力大于右房，所以房间隔缺损时会出现舒张期为主的双期相左向右分流，引起右心容量负荷过重，右心扩大，肺循环血流量增加，久之，肺小血管痉挛、硬化、阻力增加，形成肺动脉高压。当肺动脉压高达一定程度，右房压接近或超过左房压时，出现双向分流或右向左分流。患者出现紫绀，此时即称为艾森曼格（Eisenmenger）综合征。如房间隔缺损同时伴二尖瓣狭窄，则称为鲁登巴赫（Lutembacher）综合征。

2. 临床表现

症状出现的早晚和轻重取决于缺损的大小。缺损小的可无症状，缺损大时，分流量大，导致肺充血，体循环血流量不足，表现为体型瘦长、面色苍白、乏力多汗、活动后气促和生长发育迟缓。由于肺循环血流增多，易反复发生呼吸道感染，长期右心负荷加重可继发肺动脉高压和右心衰竭，上述症状加重，可出现活动后晕厥、咯血、发绀等。心力衰竭常出现于 30 岁以后。听诊于胸骨左缘第 2 ~ 3 肋间可闻及 II – III 级收缩期吹风样杂音，肺动脉第二音分裂，部分伴有亢进，多无震颤。

3. CT 表现

CT 心脏双期增强扫描对缺损显示良好，不仅可根据对比剂浓度区分分流的方向，同时可显示心脏形态大小的改变。较小的缺损，由于受到心脏搏动及容积效应的影响，显示欠佳。直接征象表现为房间隔连续性的中断，间接征象表现为右心房、右心室增大，肺血管纹理增多。

4. 鉴别诊断

房间隔瘤：指房间隔卵圆窝区发生的局限性瘤样膨隆，可凸向左心房或右心房，或随心脏舒缩摆动于左、右心房之间。原发性房间隔瘤的发病机制是由于房间隔结缔组织先天性缺陷或薄弱，卵圆窝处常更为薄弱，在左、右心房压力作用下，薄弱处向低压侧心房突入，以突入右房者多见。继发性房间隔瘤是房间隔发育薄弱合并心房压力明显增高（如心室流入道或流出道梗阻）所致。常合并有其他先天性心脏异常，多合并房间隔缺损。易形成附着于瘤壁的血栓。房间隔瘤与房间隔缺损鉴别点主要为前者房间隔连续完整，后者房间隔连续性中断。

病例 *46*

患者，女性，65岁。主因胸憋、胸痛1月余就诊，患者于1个月前情绪激动后出现胸憋、胸痛等胸部不适，无恶性、呕吐，持续1天后缓解。随后患者间断出现左肩背部疼痛，伴左上肢疼痛，每次发作持续时间约数小时。

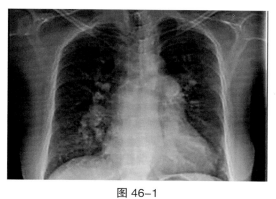

图 46-1

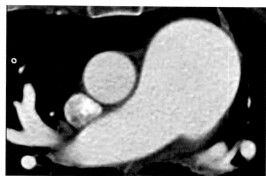

图 46-2

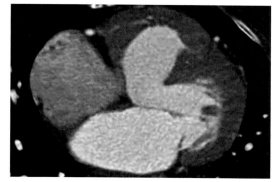

图 46-3

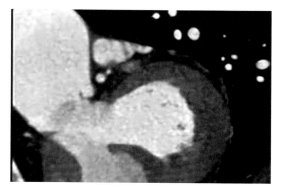

图 46-4

问题

① 图中有哪些异常 CT 表现？

② 该病例最可能的诊断是什么？诊断依据是什么？

病例 46　室间隔缺损

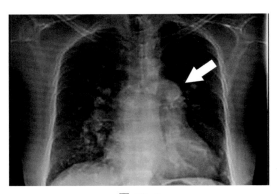

图 46-1

图 46-2

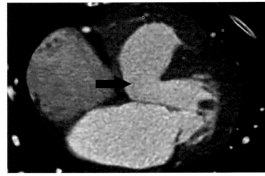

图 46-3

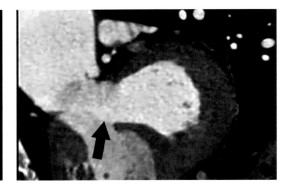

图 46-4

图 46-1：心脏正位远达片，可见肺动脉段高度突出（白箭头），双肺血管增多增粗，肺门动脉增粗明显。图 46-2：CT 增强扫描轴位图像，见肺动脉主干及右肺动脉干明显增粗（白箭头），超出同水平升主动脉，提示肺动脉高压。图 46-3 ~ 图 46-4：轴位及冠状位 CT 重组图像，室间隔连续性中断，左心室与右心室可见直接沟通（黑箭头）

回答问题

❶ 图中有哪些异常 CT 表现？

（1）室间隔连续性中断，左、右心室连通。

（2）肺动脉高压。

❷ 该病例最可能的诊断是什么？诊断依据是什么？

该病例最可能的诊断为室间隔缺损，诊断依据：

（1）直接征象：室间隔连续性中断，左室与右室相沟通，右心室增大。

（2）间接征象：肺动脉主干及分支扩张、增粗，肺血增多，提示高流量性肺动脉高压。

拓展病例

患儿，女性，出生3个月。主因反复呛奶伴哭闹后口周紫绀就诊，患儿出生后即发现哭声弱，哭闹后口周发绀，未予诊治。于15天前无明显诱因反复出现呛奶，伴哭闹后口唇发绀。

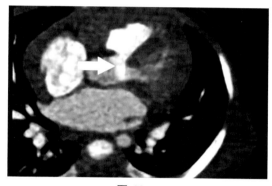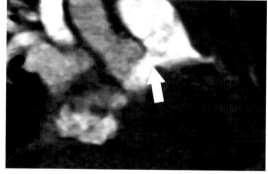

图 46-5   图 46-6

图 46-5 ~ 图 46-6：CT 增强扫描轴位及冠状位重组图像，室间隔可见连续性中断，左心室与右心室相沟通（白箭头）

知识点小结

室间隔缺损是指室间隔存在一个或多个缺损，致左、右心室之间异常交通的先天性心脏疾病。根据缺损解剖位置的不同，可分为漏斗部缺损、膜部缺损及肌部缺损3大类型及若干亚型，其中膜部缺损最为常见。

1. 临床表现与血流动力学

临床表现取决于缺损、分流量大小及肺循环阻力等情况。

（1）小型室缺（2 ~ 8 mm）：左向右分流量少，肺循环基本正常，各房室增大不明显。

（2）中型缺损（9 ~ 15 mm）：有明显的左向右分流，肺循环血量增加。右心室扩大，肺动脉压力高于正常，左房及左室也可扩大。

（3）大型缺损（16 ~ 20 mm）：常有左、右心室明显扩大和肺动脉高压，呈双向分流甚至右向左分流，最后可发展为 Eisenmenger 综合征。

该病缺损小者，可无症状；缺损大者，症状出现早且明显。常有心悸、气喘、乏力和反复肺部感染，严重时可发生心力衰竭。

2. CT 表现

直接征象是室间隔中断，中断部位依类型不同而不同。分流量大者可见双心室增大，肺血管纹理增多增粗。如有肺动脉高压，主肺动脉及左、右肺动脉可有不同程度的增粗，动脉分支扭曲，右心室增大显著。

患者，男性，22岁。主因心悸、气短1年余，近日加重就诊。入院检查发现上、下肢血压差大。

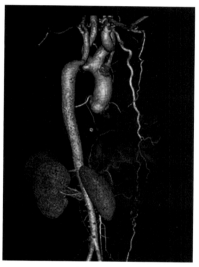 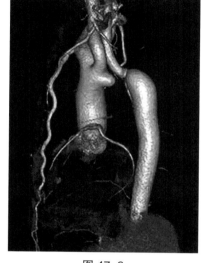

图 47-1　　　　　　　　　　　　　　图 47-2

问题

❶ 图中有哪些异常 CT 表现?

❷ 该病例最可能的诊断是什么? 诊断依据是什么?

❸ 请简述该患者的血流动力学改变。

病例 47　主动脉弓离断

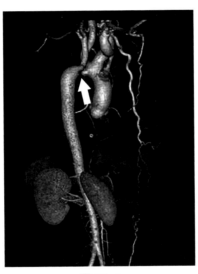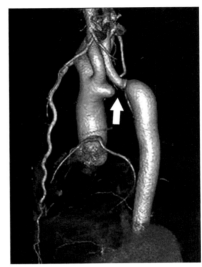

图 47-1　　　　　　　　　　　图 47-2

　　图 47-1 ~ 图 47-2：CTA VR 图像，见主动脉弓降部于左侧颈总动脉与左锁骨下动脉开口间离断（白箭头），离断的降主动脉和左侧锁骨下动脉与左侧椎动脉相通，升主动脉发出左颈总动脉及头臂干，头臂干发出右颈总动脉及右锁骨下动脉，右锁骨下动脉发出右椎动脉，右侧锁骨下动脉发出右侧胸廓内动脉，其向下走行与腹壁动脉沟通并汇于右侧髂外动脉

问题答案

❶ 图中有哪些异常 CT 表现？

胸主动脉于弓降部离断；分支血管分别起源于离断处两侧。

❷ 该病例最可能的诊断是什么？诊断依据是什么？

该病例最可能的诊断为主动脉弓离断 B 型，诊断依据：

（1）患者上、下肢血压差大。

（2）主动脉弓降部于左侧颈总动脉与左锁骨下动脉开口间离断，可见侧支循环形成。

❸ 请简述该患者的血流动力学改变。

见图 47-3。

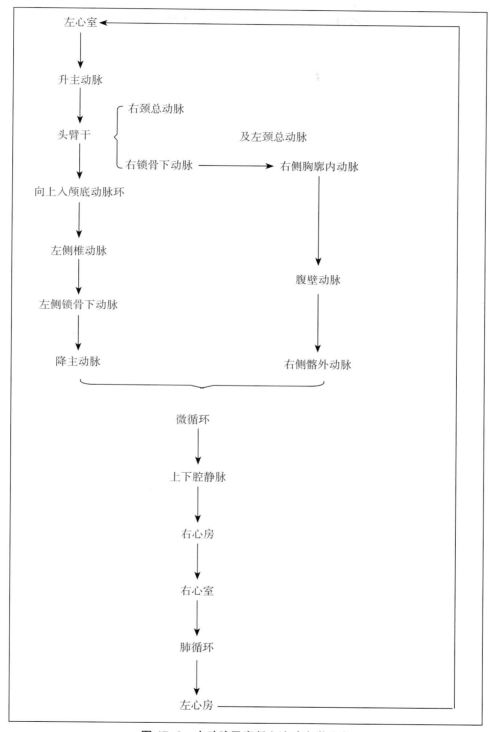

图 47-3 主动脉弓离断血流动力学改变

拓展病例

主动脉弓离断 A 型。患者，男性，31 岁。主因间断心慌、气短 8 年，加重伴下肢水肿 1 个月入院。患者 8 年前无明显诱因出现心慌、气短。呈间断性发作，活动后明显，休息后可缓解。近 1 个月病情加重伴下肢水肿。既往有高血压病史 7 年。

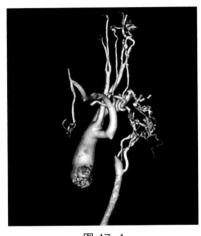 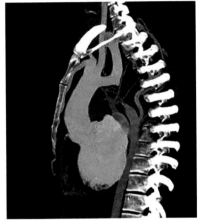

图 47-4   图 47-5

图 47-4：VR 图像显示主动脉弓降部于左锁骨下动脉开口下方离断，离断的远端降主动脉管腔纤细。主动脉弓发出头臂干、左颈总动脉、左锁骨下动脉。双侧锁骨下动脉发出的肋间动脉与降主动脉发出的肋间动脉吻合形成侧支循环。图 47-5：MIP 图像显示升主动脉、降主动脉显影良好，于弓降部左锁骨下动脉开口下离断，降主动脉管腔纤细

知识点小结

主动脉弓离断为升主动脉与降主动脉间连接中断，导致局部管腔不相连通，血流无法通过，很少单独存在，常合并其他心血管畸形，最常合并的畸形为动脉导管未闭及室间隔缺损。一般认为系弓动脉的发育异常所致，约占先天性心脏病的 1.3%，病死率、漏诊率及误诊率均较高。

1. 概述及分型

该畸形包括 2 种解剖形态：①主动脉弓离断或缺如，主动脉弓与胸降主动脉完全失去结构上的连续性；②主动脉闭锁，主动脉弓与降主动脉间残留有纤维束连接，但内腔不通。

根据离断发生部位分为 3 型：

A 型：离断位于左锁骨下动脉远端，约占 44%。

B 型：离断位于左颈总和左锁骨下动脉之间，约占 50%，此型常合并迷走右锁骨下动脉。

C 型：离断位于头臂干和左颈总动脉之间，约占 17%。

2. 病理生理及临床表现

（1）病理生理：主动脉弓离断主要依赖未闭的动脉导管向下半身供血，这些血液为来自右室的动静脉混合血，而离断前降主动脉发出的动脉分支给上半身供血，因此上、下半身出现差异性紫绀。是否有差异性紫绀取决于肺循环阻力大小、动脉导管的粗细、室间隔缺损的大小、肺循环的侧支多少及是否合并其他畸形。如果有丰富的侧支向远端躯干供血，可无差异性紫绀。

（2）临床表现：①几乎所有患儿出生后即出现症状，往往早期出现充血性心力衰竭。②患儿出生后发育迟缓，心脏杂音无特异性。③差异性紫绀。④肺动脉高压，患儿出生后经室缺产生大量左向右分流，因此常伴有严重的高流量性肺动脉高压，肺动脉第二心音亢进。

3. 鉴别诊断

（1）大动脉炎：是一种原因不明的累及大动脉及其分支的慢性进行性炎性疾病。多发生于年轻女性，好发年龄为 20 ~ 40 岁。病因迄今不明，可能由感染引起的免疫损伤所致。病变可广泛累及全身血管，主要累及主动脉及其大的分支，最常受累的是锁骨下动脉，其次为颈总动脉。临床分型：①头臂动脉型：累及主动脉弓及其分支。②胸、腹主动脉型：累及降主动脉及腹腔动脉（图 47-6 ~ 图 47-11）。③广泛型：具有上述 2 种类型的临床特征。④肺动脉型：累及肺动脉，也可同时伴有其他血管受累。大动脉炎基本 CT 征象是受累动脉壁增厚，管腔不同程度的狭窄与闭塞，管腔狭窄具有向心性，轮廓多较光整，部分伴狭窄后扩张，甚至动脉瘤形成，还可表现为管壁钙化以及附壁血栓形成。按受累动脉部位、程度不同，可见不同程度的侧支循环形成。管壁环形低密度影、管壁强化提示病变为活动期；管壁无强化、管壁密度增高或伴钙化提示非活动期。

大动脉炎（胸、腹主动脉型）。患者，女性，52 岁。2012 年体检发现左肾动脉狭窄，左肾体积小，偶尔出现血压升高，伴头闷，休息后可恢复正常，未治疗。2017 年体检显示左肾体积缩小，左肾动脉起始处狭窄。

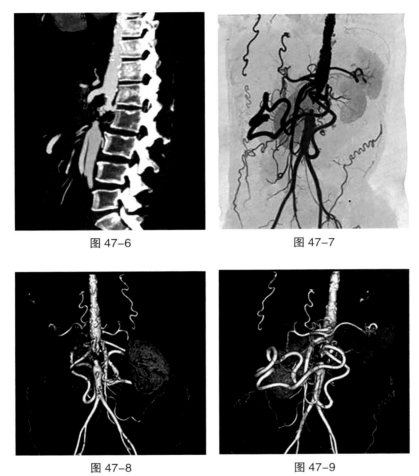

图 47-6   图 47-7

图 47-8   图 47-9

　　图 47-6：矢状位重组图像显示腹主动脉于肠系膜上动脉下方局限性狭窄，管腔内见低密度影填充，上方腹主动脉管壁弥漫钙化。图 47-7：MIP 图像显示腹主动脉局限性狭窄，上方腹主动脉管壁弥漫钙化斑块，Riolan 动脉弓形成（连接起于肠系膜下动脉的左结肠动脉与肠系膜上动脉的第二个分支中结肠动脉左支的迂曲动脉）。图 47-8 ~ 图 47-9：VR 图像显示腹主动脉于双肾动脉水平下方不连续，呈离断状，Riolan 动脉弓形成

　　（2）主动脉缩窄：主动脉缩窄是指在动脉导管或动脉韧带区域的主动脉狭窄，缩窄多呈局限性，管壁中层纤维变性，内膜增厚呈隔膜样突出，管腔不同程度缩小，甚至小如针孔。98% 的主动脉缩窄发生在弓降部动脉导管或动脉韧带附着处附近，根据主动脉狭窄段与动脉导管的位置关系分为 3 型：①导管旁型。缩窄段位于动脉导管附着处。②导管后型。缩窄段位于动脉导管开口处远端（图 47-12 ~ 图 47-13）。③导管前型。缩窄段位于动脉导管开口处的近端或主动脉弓。导管后型多见。导管前型又称婴儿型，动脉导管呈未闭状态，常合并室间隔缺损、卵圆孔未闭、房间隔缺损、二尖瓣狭窄、主动

脉瓣二瓣化畸形等心血管畸形。导管旁型和导管后型又称成人型，动脉导管多已闭合为动脉韧带，很少合并其他心血管畸形。

主动脉缩窄。患者，男性，63 岁。间断上腹部、胸部憋胀、气短 3 年，多发生于餐后及弯腰时。

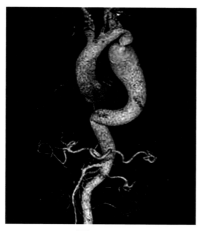 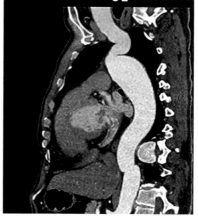

图 47-10   图 47-11

图 47-10：VR 图像，显示主动脉弓降部左锁骨下动脉以远局限性狭窄，下方胸主动脉管径增宽并迂曲。图 47-11：曲面重组（curved plannar reformation，CPR）图像，显示主动脉弓降部局限性狭窄，下方胸主动脉管径增宽并迂曲，管腔内对比剂显影良好

病例 *48*

患者，女性，33岁。既往有白塞病病史8年，发现右腹股沟区搏动性肿物伴疼痛半月余，4天前自觉肿物突然增大、疼痛加重，遂就诊。

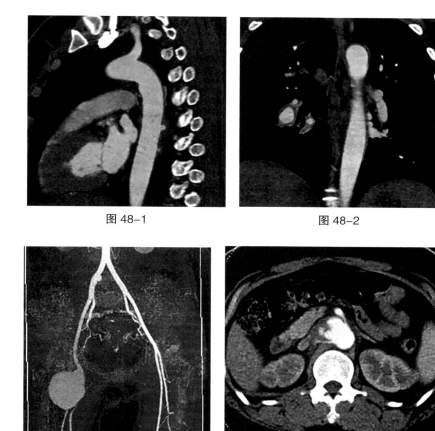

图 48-1   图 48-2

图 48-3   图 48-4

问题

❶ 图中有哪些异常 CT 表现?

❷ 该病例最可能的诊断是什么? 诊断依据是什么?

❸ 该病可累及哪些部位或系统?

病例 48 白塞病血管损害

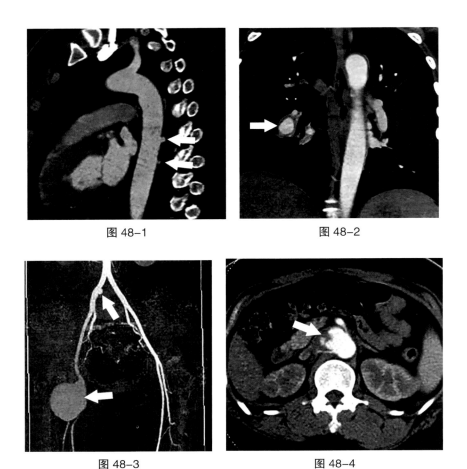

图 48-1   图 48-2

图 48-3   图 48-4

图 48-1：主动脉 CTA 矢状位图像，见降主动脉后壁 2 处小结节状突起（白箭头），周围伴血栓形成。图 48-2：主动脉 CTA 冠状位图像，显示右下肺动脉瘤样扩张（白箭头）。图 48-3：CTA MIP图像，右侧髂总动脉及股动脉假性动脉瘤形成（白箭头）。图 48-4：CTA 横轴位图像，见降主动脉肾动脉水平不规则形假性动脉瘤并血栓形成（白箭头）

问题答案

❶ 图中有哪些异常 CT 表现？

锁骨下动脉、肺动脉、胸主动脉、腹主动脉及髂动脉多部位存在动脉瘤及假性动脉瘤征象。

❷ 该病例最可能的诊断是什么？诊断依据是什么？

该病例最可能的诊断为白塞病血管损害。诊断依据：

（1）既往患白塞病8年的病史。

（2）全身多处血管动脉瘤形成，合并瘤内附壁血栓，右肺动脉分支栓塞。

❸ 该病可累及哪些部位或系统？

该病可累及多个系统，但多种临床表现较少同时出现，有时数年甚至更长时间才相继出现。

（1）口腔溃疡：几乎所有的患者均有类似口疮性口炎的复发性、疼痛性口腔溃疡，多数患者以此征为首发症状。

（2）生殖器溃疡：约75%患者出现生殖溃疡，病变与口腔溃疡基本相似。溃疡深大，疼痛明显、愈合慢。

（3）眼炎：约50%的患者眼部受累。表现为视物模糊、视力减退、眼球充血、眼球痛、畏光流泪、异物感、飞蚊症和头痛等。

（4）皮肤病变：皮损发病率高，可达80%，表现多样，可有结节性红斑、疱疹、丘疹、痤疮样皮疹、多形性红斑、环形红斑、坏死性结核疹样损害、大疱性坏死性血管炎、Sweet病样皮损及脓皮病等。

（5）关节损害：25%～60%的患者有关节症状。表现为相对轻微的局限性、非对称性关节炎。主要累及膝关节和其他大关节。

（6）神经系统损害：又称神经白塞病，发病率为5%～50%。常于病后数月至数年出现，临床表现依受累部位不同而不同。中枢神经系统受累较多见，神经系统损害亦有发作与缓解交替的倾向，可同时多部位受累，神经系统受累者多数预后不佳，尤其是脑干和脊髓病损是该病致残及死亡的主要原因之一。

（7）消化道损害：又称肠白塞病，发病率为10%～50%。从口腔到肛门的全消化道均可受累，溃疡可为单发或多发，深浅不一，以回盲部多见。严重者可有溃疡穿孔，甚至可因大出血等并发症而死亡。

（8）血管损害：该病的基本病变为血管炎，全身大小血管均可累及，10%～20%的患者合并大、中血管炎，是致死致残的主要原因。动脉系统受累时，动脉壁的弹力纤维破坏伴动脉内膜纤维增生，致动脉狭窄、扩张或动脉瘤形成，静脉系统较动脉系统受累多见。25%左右的患者发生表浅或深部的迁移性血栓性静脉炎及静脉血栓形成，造成静脉血管狭窄与栓塞。下腔静脉及下肢静脉受累较多见。

（9）肺部损害：肺部损害发生率较低，占5%～10%，但大多病情严重。肺血管受累时可有肺动脉瘤形成，瘤体破裂时可形成肺血管－支气管瘘，致肺内出血；肺静脉血栓形成可致肺梗塞。

（10）其他：肾脏损害较少见，可有间歇性或持续性蛋白尿或血尿，肾性高血压。心脏受累也较少，可有心肌梗塞、瓣膜病变、传导系统受累、心包炎、动静脉血栓及动脉瘤等。心腔内可有附壁血栓形成，少数患者心脏呈扩心病样改变或缩窄性心包炎样表现，心脏病变与局部血管炎有关。附睾炎发生率为 4% ～ 10%，较具特异性。急性起病，表现为单或双侧附睾肿大疼痛和压痛，1 ～ 2 周可缓解，易复发。

拓展病例

拓展病例 1：患者，男性，39 岁。反复口腔溃疡 10 余年，9 年前出现左眼疼痛，诊断为左眼葡萄膜炎、玻璃体浑浊、视网膜脱落，3 年前出现活动后气短，间断咳嗽、咳白痰。后出现咯血，为鲜红或陈旧性血痰，加重 1 个月，病程中曾出现皮肤脓疱疹、腰部疼痛及足跟痛。

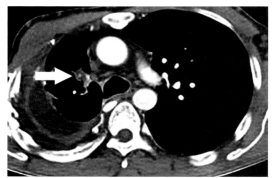

图 48-5

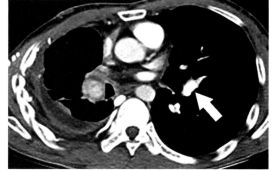

图 48-6

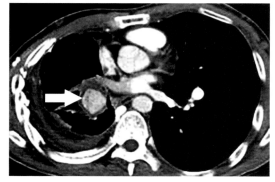

图 48-7

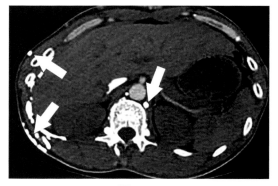

图 48-8

图 48-5：右肺上叶肺动脉分支内可见充盈缺损，提示肺栓塞（白箭头）。上腔静脉未见对比剂填充。图 48-6：左肺上叶舌段肺动脉局限性瘤样扩张（白箭头）。图 48-7：右肺下叶肺动脉起始处动脉瘤，伴血栓形成（白箭头）。图 48-8：胸壁、椎旁多发迂曲侧支血管影（白箭头）

拓展病例 2：患者，男性，33 岁。半年前无明显诱因出现午后高烧，不伴寒战、咳嗽、咳痰，体温最高达 39 ℃，就诊于当地医院经对症治疗，效果不佳。1 个月前出现间断性腰背部疼痛，与体位无关。近 1 周出现肉眼血尿，伴下腹部憋胀、疼痛，活动后右下肢肿胀。双下肢静脉彩超提示下腔静脉、双髂静脉及双下肢深静脉血栓形成。

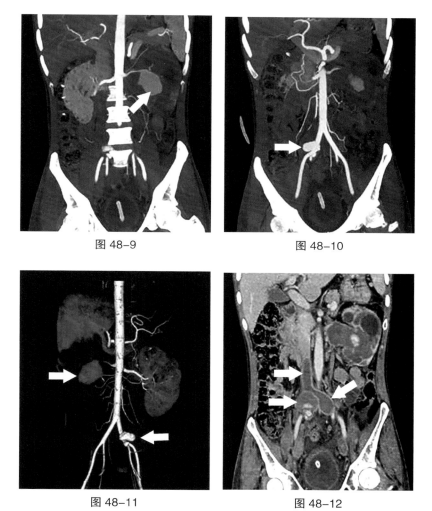

图 48-9

图 48-10

图 48-11

图 48-12

图 48-9 ~ 图 48-10：CT 增强扫描 MIP 图像，显示左肾动脉假性动脉瘤形成（图 48-9，白箭头），右侧髂总动脉假性动脉瘤形成伴附壁血栓（图 48-10，白箭头）。图 48-11：VR 图像直观显示左肾动脉瘤及右侧髂总动脉瘤。图 48-12：CT 增强扫描静脉期冠状位重组图像，显示下腔静脉、双侧髂内外静脉大范围血栓形成（白箭头）

拓展病例 3：患者，男性，29 岁。2004 年诊断为心肌炎，自述已治愈。2010 年出现双眼模糊、视力下降伴头痛，诊断为颅内静脉窦血栓，给予相应治疗，有一定疗效。

2014 年患者出现口腔溃疡、生殖器溃疡、结节性红斑、毛囊炎及虹膜炎，诊断为白塞病，2015 年出现发作性胸憋胸痛，近 1 周加重。

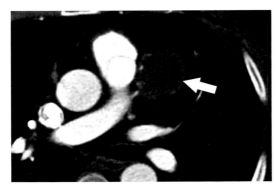 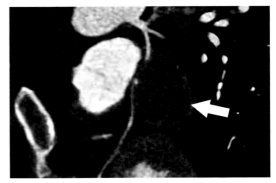

图 48-13   图 48-14

图 48-13：CTA 轴位图像见前降支近端局部显影中断，动脉瘤形成伴瘤内血栓，边缘伴钙化（白箭头）。图 48-14：冠脉 CPR 图像，直观显示前降支近端冠状动脉瘤并瘤内血栓形成（白箭头）

知识点小结

白塞病又称贝赫切特病，是一种多系统、多器官受累的全身性自身免疫性疾病，以往亦曾冠以"眼、口、生殖器综合征"。任何年龄均可患病，发病高峰年龄为 16 ~ 40 岁，男性多见。

1. 诊断要点

（1）复发性口腔溃疡：1 年内反复发作多次。可以在口腔内多个部位出现多个溃疡。可自行好转，常反复发生、发作。

（2）外阴溃疡：可单发或多发，有时溃疡可较大。

（3）眼病变：前和（或）后葡萄膜炎，检查时可见玻璃体浑浊或视网膜血管炎。

（4）皮肤病变：结节性红斑、假性毛囊炎或丘疹性脓疱；或未服用糖皮质激素的青春期后患者出现痤疮样结节。

（5）其他病变：还可出现关节病变、消化道病变及神经系统病变等。

2. 致病因素

白塞病病因尚不明确，有关研究表明，免疫异常、遗传因素、纤溶系统障碍、微循环系统障碍及病毒、细菌、梅毒、螺旋体等感染、微量元素缺乏等，均可能与该病有关。

3. 胸部损害病理改变及 CT 表现

（1）肺动脉瘤：肺动脉瘤是白塞病肺损害的特征性表现，因动脉中膜滋养血管炎症引起肌层结构破坏，局部血管紧张力下降形成动脉瘤。靠近肺门者以单发多见，且体积较大、多伴瘤内附壁血栓；靠近外周者常为多发、体积偏小。平扫CT示肺动脉瘤呈圆形或梭形软组织密度结节。增强扫描与肺动脉强化一致或略有延迟，可合并瘤内附壁血栓及肺动脉栓塞。咯血是白塞病合并肺动脉瘤常见的临床表现，咯血原因可能是动脉瘤破裂，也可能是血管炎导致原位血栓形成。

（2）腔静脉血栓形成：血栓性静脉炎造成外周静脉大量血栓形成，可因栓子脱落或直接蔓延至上、下腔静脉，甚至心腔。CT表现为腔静脉内低密度充盈缺损、无强化，腔静脉管腔狭窄、闭塞。狭窄段周围可形成丰富的侧支循环。

（3）肺动脉栓塞：是白塞病肺损害的另一特征性表现，常因血管炎引起多发内膜损伤；多灶性原发性肺血管栓塞，常与肺动脉瘤和腔静脉血栓形成合并存在，伴肺动脉增粗、右心室肥厚等肺动脉高压征象。

（4）肺实质病变：前述肺动脉、肺静脉病变，可导致肺灌注不良、肺梗死、肺出血、肺不张、支气管炎、肺气肿、胸膜炎、胸腔积液、肺部间质性改变和阻塞性肺疾病等相应的影像学表现。CT可表现为"马赛克"征、类小结节影、肺野透亮度不均匀、小片状或楔形实变灶、网格状改变和胸腔及心包积液等。

4. 预后评估

该病一般呈慢性，经治疗，缓解与复发可持续数周或数年，甚至长达数十年。部分患者可发生失明、腔静脉阻塞及瘫痪等。该病也可因神经、血管、胃肠道等多系统受累出现严重病变而致死。

患者，女性，34岁。30年前发现先天性心脏病，但类型并未确定。患者自幼活动耐力较同龄人差，无紫绀、杵状指及蹲踞现象。30年间患者主要症状表现为活动后胸闷、气短，并逐年加重。近期患者体力劳动后出现胸背部持续性疼痛。

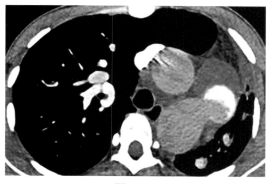

图 49-1

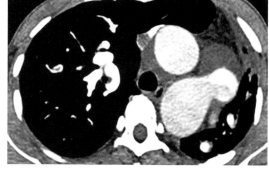

图 49-2

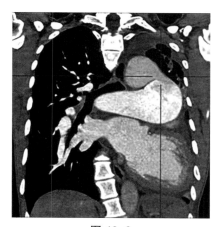

图 49-3

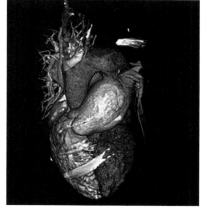

图 49-4

问题

❶ 图中有哪些异常 CT 表现？

❷ 该病例最可能的诊断是什么？诊断依据是什么？

❸ 临床有哪些有助于该类疾病诊断的主要手段？

病例 **49** 先天性动脉导管未闭

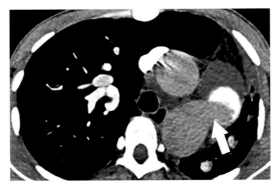 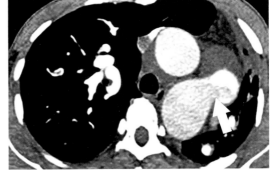

图 49-1   图 49-2

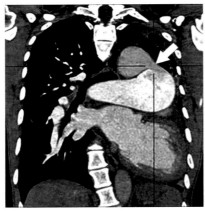 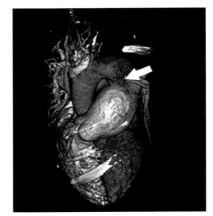

图 49-3   图 49-4

图 49-1 ~ 图 49-2：CT 增强横轴位图像，见肺动脉增粗，主动脉峡部与肺动脉之间相沟通（白箭头），主动脉内未含对比剂的血液流向肺动脉，提示左向右分流。图 49-3：CT 斜冠位重组图像，见主动脉弓峡部与肺动脉之间有血流穿行（白箭头），左心增大。图 49-4：VR 图像，主动脉峡部与肺动脉之间见通道相连（白箭头），肺动脉明显增粗

问题答案

❶ 图中有哪些异常 CT 表现？

（1）肺动脉主干与主动脉弓 - 降移行处相连通。

（2）血流方向为从主动脉流向肺动脉。

（3）降主动脉与肺动脉主干均扩张增粗。

（4）左心增大。

❷ 该病例最可能的诊断是什么？诊断依据是什么？

该病例最可能的诊断为动脉导管未闭（窗型）。

诊断依据：主动脉与肺动脉沟通；左心增大，以左室增大显著；肺动脉增宽。

❸ 临床有哪些有助于该类疾病诊断的主要手段？

（1）心脏造影：是诊断先心病的金标准，集诊断、治疗于一体，属有创检查。

（2）超声心动图：是动脉导管未闭等先天性心脏病的常规检查手段。

（3）CT 房室结构检查：通过多期相增强扫描、多方位 MPR 重建及 VR 技术等，能清晰显示心脏和大血管的解剖结构，此外其还具有多种重组模式和三维立体显示功能，可从多方位、多角度观察心室、心房及大血管，特别是结合 MPR、CPR、MIP、VR 等高级肺分析软件（advanced lung analysis，ALA）等多种计算机图像处理技术，能清晰显示动脉导管未闭的直接征象并能测量其程度，可对动脉导管未闭精准诊断。

拓展病例

先天性动脉导管未闭（管型）。患儿，男性，4 岁。发现先天性心脏病 2 年余。近 1 周来，出现感冒后气短，活动耐力尚可，无紫绀、杵状指及蹲踞现象，未行治疗。

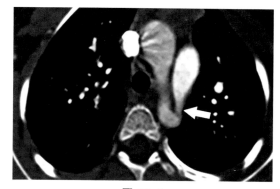
图 49-5

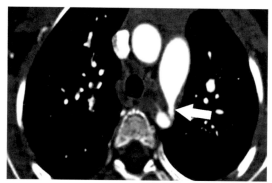
图 49-6

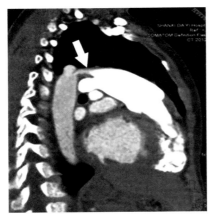
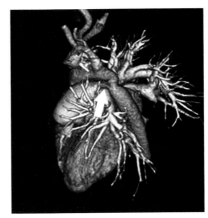

图 49-7   图 49-8

图 49-5 ~ 图 49-6：CT 增强横轴位图像，主动脉峡部与肺动脉之间可见管样通道（白箭头），其内见血流穿行。图 49-7（斜矢状位重组图像）~ 图 49-8（VR 图像）：明确显示肺动脉与主动脉峡部之间的通道（白箭头），粗细均匀

知识点小结

动脉导管未闭是一种常见的先天性心脏病，其发病率仅次于房间隔缺损和室间隔缺损，在先天性心脏病中占 10% ~ 15%。

1. 发病机制

胚胎期，第 6 对动脉弓的背侧发育成动脉导管。在胎儿期，动脉导管是连接体循环和肺循环的正常路径。绝大多数胎儿在出生后 3 个月内，由于导管内皮细胞的增生和纤维化而发生解剖性闭合。如果出生后 3 ~ 5 个月内因种种原因仍未闭合，则为动脉导管未闭。

动脉导管未闭的类型按其形态分为管型、漏斗型、窗型、动脉瘤型和右位主动脉弓合并动脉导管未闭 5 种类型：①管型：导管主动脉端及肺动脉端粗细大致相等；②漏斗型：导管主动脉端宽，至肺动脉端逐渐变细，形似漏斗；③窗型：导管长度均难以测量，其直径多超过 10 mm；④动脉瘤型：导管呈动脉瘤样膨出，此型少见；⑤右位主动脉弓合并动脉导管未闭。

2. 临床表现

其临床表现取决于主动脉与肺动脉分流量的多少，以及是否产生继发性肺动脉高压和其程度。轻者可无症状，重者可发生心力衰竭。常见症状有劳累后心悸、气急、乏力，易患呼吸道感染，生长发育迟缓。晚期如肺动脉高压严重，产生逆向分流时，可出现下半身紫绀。该类患者体检时，典型体征是胸骨左缘第 2 肋间闻及响亮的连续性机器样杂音，伴震颤。

3. CT 表现

（1）直接征象：增强扫描见主动脉弓水平有一条血管与主肺动脉或左肺动脉相连续，呈管状、漏斗状、动脉瘤状，少数可见主动脉峡部与主肺动脉紧邻，呈窗形相通，VR 和 MIP 等后处理手段均能很好地观察到该征象。

（2）间接征象：左心增大，主肺动脉及左右肺动脉增宽，双肺野血管纹理增多、增粗，出现高流量性肺动脉高压征象。

病例 50

患者，女性，33 岁。主因双眼进行性视力下降伴头晕 2 个月入院。体征：左上肢血压 70/46 mmHg，右上肢血压测不出，右侧桡动脉未触及，双侧颈动脉搏动弱。辅助检查：彩超显示双侧腋动脉、肱动脉、尺动脉、桡动脉流速减低。

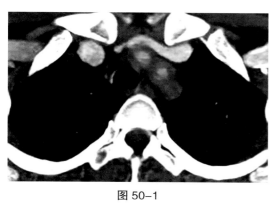
图 50-1

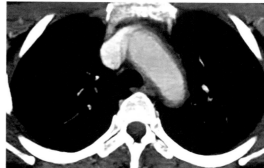
图 50-2

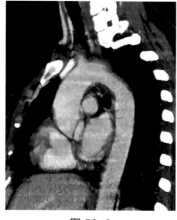
图 50-3

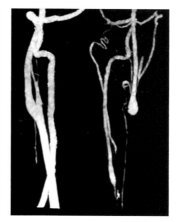
图 50-4

问题

❶ 图中有哪些重要的 CT 征象？

❷ 该病例最可能的诊断是什么？诊断依据是什么？

❸ 该病需与哪些疾病相鉴别？

病例 50　多发性大动脉炎

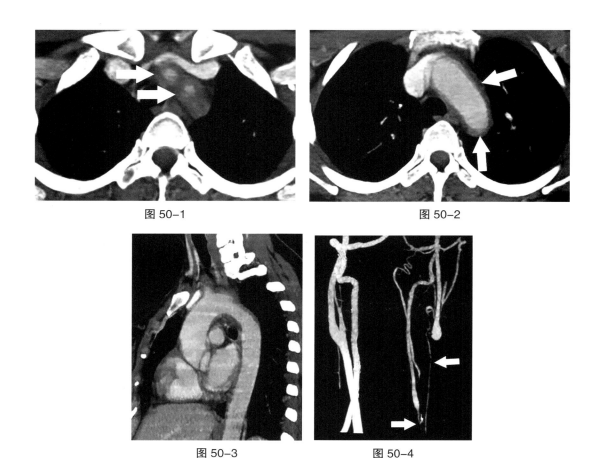

图 50-1　　　　　　　　　　　图 50-2

图 50-3　　　　　　　　　　　图 50-4

　　图 50-1 ～ 图 50-4：主动脉及颈动脉 CTA 扫描横轴位、矢状位重组及 MIP 图像，显示升主动脉、主动脉弓、降主动脉管壁弥漫性增厚，管腔狭窄（图 50-1，白箭头）。头臂干、左侧颈总动脉、左侧椎动脉管壁均增厚，其中左侧颈总动脉纤细（图 50-4，白箭头）、局部侧支循环形成，左侧椎动脉起始部管腔重度狭窄（图 50-4，白箭头）

问题答案

❶ 图中有哪些重要的 CT 征象？

　　多部位动脉管壁增厚，累及升主动脉、主动脉弓、降主动脉、头臂干、左侧颈总动脉、左侧椎动脉，管腔不同程度狭窄，以左侧颈总动脉及左侧椎动脉为著，左侧椎动脉起始部管腔重度狭窄。

❷ 该病例最可能诊断的是什么？诊断依据是什么？

该病例最可能的诊断为多发性大动脉炎，诊断依据：

（1）患者为青年女性，双眼进行性视力下降伴头晕。

（2）双侧上肢血压差别较大，颈动脉、上肢动脉搏动减弱，伴有血管杂音。

（3）多发的动脉管壁环形增厚，管腔不同程度狭窄。

❸ 该病需与哪些疾病相鉴别?

该病需与主动脉壁间血肿、结节性多动脉炎、动脉粥样硬化、先天性主动脉缩窄及血栓性闭塞性脉管炎等相鉴别。

拓展病例

患者，男性，23 岁。反复癫痫 15 年，确诊大动脉炎 6 年。

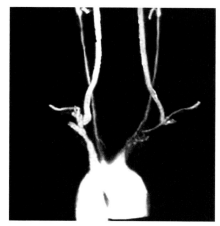 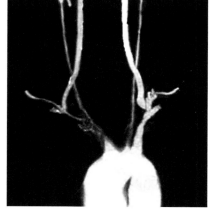

图 50-5　　　　　　　　　　　　图 50-6

图 50-5 ~ 图 50-6：颈部血管 CTA MIP 图像显示左颈总动脉、头臂干、右颈总动脉及锁骨下动脉管壁增厚，管腔重度狭窄

知识点小结

1.临床表现

多发性大动脉炎又称大动脉炎，是一种主要累及主动脉及其重要分支的慢性非特异性炎症，可导致受累动脉管腔不同程度狭窄及闭塞，并可继发血栓形成。好发部位为

主动脉弓，胸、腹主动脉及其主要分支、肺动脉及冠状动脉亦常受累。病因不明，可能与自身免疫异常、内分泌不平衡、遗传因素等有关。青年女性多见，发病年龄多在10～40岁。早期可有乏力、消瘦、低热以及食欲不振、关节肌肉酸痛、多汗等非特异性症状，临床易误诊。后期发生动脉狭窄时，才出现相应组织器官缺血的特征性临床表现。

临床诊断标准：

（1）发病年龄≤40岁。

（2）肢体间歇性运动障碍。

（3）一侧或双侧肱动脉搏动减弱。

（4）双侧上肢收缩压差大于10 mmHg。

（5）锁骨下动脉或主动脉杂音。

（6）动脉造影异常，主动脉一级分支和上下肢近端的大动脉狭窄或闭塞，病变常为局限性或节段性，且不是由动脉硬化、纤维肌发育不良或其他原因引起。

符合上述6项中的3项即可诊断该病。

2. 发病机制

病因及发病机制不清，多数学者认为与下列因素有关：①自身免疫因素。与链球菌、结核分枝杆菌、病毒等感染后的变态反应有关；②遗传因素；③雌激素水平过高。好发于青年女性。长期应用雌激素后，动脉壁的损害与大动脉炎相似。

3. 病理生理学

多发性大动脉炎为全层动脉炎，常呈节段性分布。早期受累的动脉壁全层均有炎症反应，伴大量淋巴细胞、浆细胞、组织细胞、多核巨细胞、偶见多形核白细胞浸润，以外膜最重，中膜次之。晚期动脉壁病变以纤维化为主，呈广泛不规则性增厚，纤维组织收缩造成不同程度的管腔狭窄或闭塞，动脉狭窄处常见血栓形成及血管再通。由于炎症可导致弹力纤维和平滑肌细胞出现断裂和坏死，动脉壁变薄致动脉扩张并形成动脉瘤。

4. 分型

根据血管病变部位，按 Lupi-Herrea 分类法可分为：

Ⅰ型：主要累及主动脉弓及其分支，为头臂动脉型。

Ⅱ型：累及范围为胸主动脉＋腹主动脉及分支，为胸腹主动脉型。

Ⅲ型：上述2组或2组以上血管同时受累，为Ⅰ型＋Ⅱ型。

Ⅳ型：任何类型体动脉和肺动脉受累，为肺动脉型。

5. CT 表现

（1）血管壁增厚：CT 检查可明确显示受累血管管壁增厚，多累及血管全周，有时可见增厚的管壁中层或全层钙化；增强扫描可以判断血管壁是否有血供存在。

（2）血管腔狭窄与闭塞：动脉内膜纤维性增厚致表面粗糙，管壁环形增厚，管腔狭窄甚至闭塞。

（3）动脉扩张和动脉瘤形成：为少见征象，多为阻塞性病变的轻度扩张和局部的小囊状膨凸，少数可见病变血管明显扩张、动脉瘤形成。主动脉扩张有时呈串珠样表现。

（4）钙化：晚期管壁可出现钙化。

（5）侧支循环：随着动脉管腔狭窄程度的不断加重，甚至局部管腔闭塞，侧支循环逐渐形成。

6. 鉴别诊断

（1）主动脉壁间血肿：系主动脉滋养血管、中膜营养血管自发破裂或动脉粥样硬化溃疡破裂，导致血液深入中膜层，主动脉壁呈新月或偏心性增厚，平扫密度较高，慢性血肿可为低密度。

（2）结节性多动脉炎：属中血管炎，多发生于 30 ~ 50 岁男性，主要累及内脏中小动脉，表现为多发瘤样扩张，呈串珠状。

（3）动脉粥样硬化：好发于中老年人，常有高血压、血脂异常、糖尿病等危险因素。血管病变范围较广，可发生于各级动脉，血管以局限性、偏心性狭窄为主，常显示钙化斑块。

（4）先天性主动脉缩窄：多见于男性，狭窄部位常位于动脉导管韧带附近且呈环状，无其他动脉受累表现，不伴有系统症状。胸主动脉造影可见特定部位狭窄。

（5）血栓闭塞性脉管炎：好发于有吸烟史或受冻及处于潮湿环境史的年轻男性，为周围慢性血管闭塞性炎症。主要累及四肢中小动脉和静脉，下肢较常见。影像学上病变段与正常段界限清楚。

7. 治疗

大多数多发性大动脉炎患者首先需要内科治疗，急性期的药物治疗可有效避免对器官和组织所造成的损伤，同时长期药物的维持治疗可避免疾病复发。针对血管狭窄或闭塞，需要进行介入或外科治疗。

病例 51

患者，男性，47 岁。高血压病史 10 余年，突发背部撕裂样疼痛 2 小时。

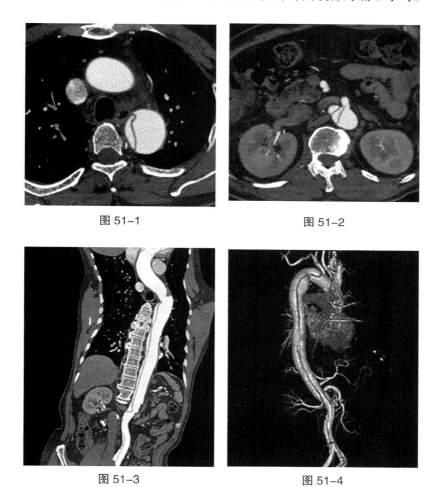

图 51-1   图 51-2

图 51-3   图 51-4

问题

❶ 图中有哪些异常 CT 表现?

❷ 该病例最可能的诊断是什么? 诊断依据是什么?

❸ 有哪些疾病可以出现类似的 CT 表现?

病例 51　主动脉夹层（Stanford B 型）

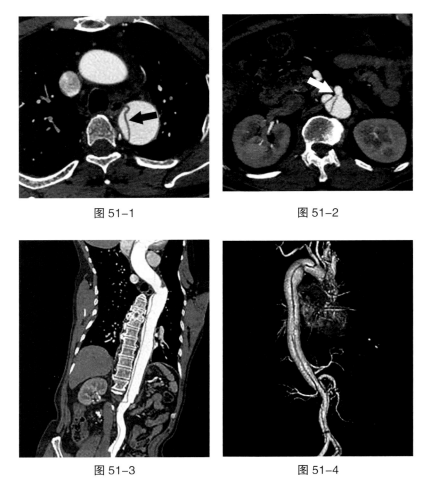

图 51-1　　　　　　　　　　图 51-2

图 51-3　　　　　　　　　　图 51-4

图 51-1 ~ 图 51-2：CTA 横轴位图像，显示降主动脉内线样低密度影（内膜片，黑箭头）将其分为两腔，向下累及肠系膜上动脉开口处（白箭头）。图 51-3：曲面重组图像，降主动脉内膜撕裂，呈线样低密度将管腔分为真、假两腔，延续至双侧髂总动脉。图 51-4：VR 三维重组图像，降主动脉显示呈"双腔"，内膜破口位于左侧锁骨下动脉以远的主动脉弓

主动脉支架置入术后复查。

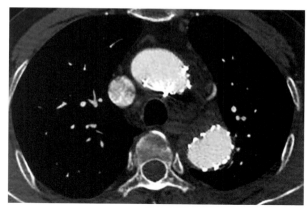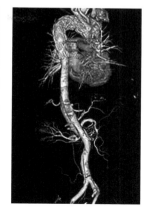

图 51-5   图 51-6

图 51-5：CT 横轴位，主动脉真腔内可见高密度支架影，假腔内可见低密度血栓形成。图 51-6：VR 三维重组图像，清晰显示降主动脉内网状支架全貌

问题答案

❶ 图中有哪些异常 CT 表现？

（1）降主动脉管腔内见撕脱的内膜片。

（2）降主动脉管腔呈真、假"双腔"改变。

❷ 该病例最可能的诊断是什么？诊断依据是什么？

该病例诊断为主动脉夹层（Stanford B 型），诊断依据：

（1）患者有高血压史，突发背部撕裂样疼痛。

（2）主动脉管腔内出现撕脱的内膜片，将管腔分隔为真、假两腔。

（3）内膜破口位于主动脉弓，左侧锁骨下动脉以远部位。

❸ 有哪些疾病可以出现类似的 CT 表现？

（1）主动脉壁间血肿（图 51-7 ～ 图 51-8）：表现为主动脉周围环形、新月形低密度影（白箭头），累及范围较长。

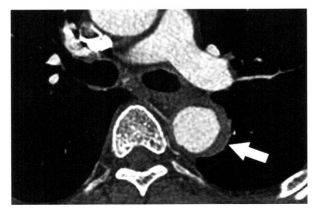
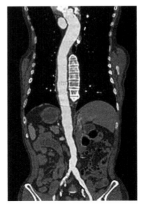

图 51-7　　　　　　　　　　　图 51-8

（2）主动脉穿透性溃疡（图 51-9 ～图 51-10）：表现为主动脉旁小龛影，与主动脉管腔相通（白箭头）。

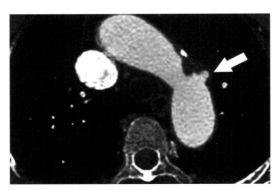

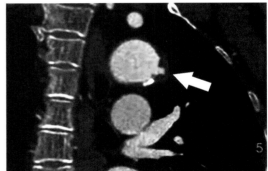

图 51-9　　　　　　　　　　　图 51-10

拓展病例

主动脉夹层（Stanford A 型）。患者，男性，65 岁。突发下腹痛 5 小时。

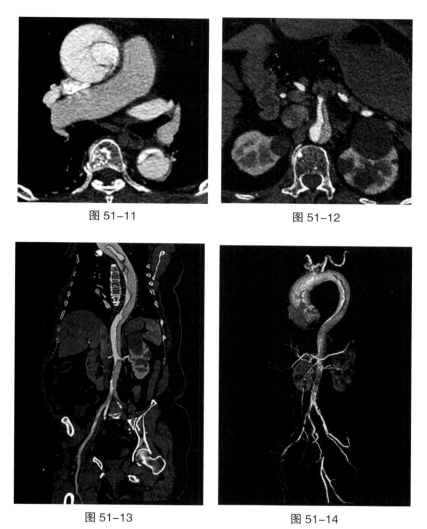

图 51-11   图 51-12

图 51-13   图 51-14

图 51-11 ~ 图 51-12：CTA 横轴位图像，升主动脉管腔内可见撕脱的内膜片影，向降主动脉远端延续，肠系膜上动脉受累。图 51-13 ~ 图 51-14：曲面重组图像及 VR 三维重组图像，主动脉呈"双腔"改变

知识点小结

1. 临床表现

主动脉夹层常见的临床表现包括：

（1）疼痛：多数患者表现为突发背部撕裂样疼痛，少数可出现腹痛、腰背部疼痛等。疼痛的原因是内膜撕裂、夹层进展及破裂。

（2）休克样表现：多汗、烦躁、血压波动，甚至可伴意识障碍。

（3）周围组织受压及其分支受累表现：如咳嗽、咯血、声嘶及血尿等。

2. 发病机制

主动脉夹层患者多有高血压病史，可能与以下因素有关：

（1）高血压刺激主动脉管壁血管内皮细胞，引起主动脉收缩增强、舒张减弱，进一步升高血压，使主动脉壁所受应力增加。

（2）高血压导致主动脉壁弹性纤维和胶原纤维形态及比例变化，致其弹性减低，增加了血管壁的剪切力，使血管内膜容易撕裂。

（3）主动脉夹层与吸烟、动脉粥样硬化、感染、自身免疫性疾病及外伤等因素有关。

3. CT 表现及分型

CT 平扫有时可发现主动脉增宽、钙化的内膜片向中心移位，提示可能存在主动脉夹层，需要进一步行 CTA 检查确诊。CTA 图像可见主动脉管腔中央出现撕脱的线状低密度内膜片，将主动脉管腔分为真腔和假腔，内膜片向远端延伸，并可累及腹主动脉分支。

主动脉夹层分型方法中应用最为广泛的是 Stanford 分型和 Debakey 分型。Debakey 将主动脉夹层分为 3 型：Ⅰ型，起源于升主动脉并累及腹主动脉；Ⅱ型，局限于升主动脉；Ⅲ型，起源于胸降主动脉，向下未累及腹主动脉者称为ⅢA，累及腹主动脉者称为ⅢB。Stanford 大学的 Daily 等将胸主动脉夹层动脉瘤分为 2 型：无论夹层起源于哪一部位，只要累及升主动脉者称为 A 型；夹层起源于胸降主动脉且未累及升主动脉者称为 B 型。Stanford A 型相当于 Debakey Ⅰ型和Ⅱ型，Stanford B 型相当于 Debakey Ⅲ型。

4. 鉴别诊断

（1）主动脉壁间血肿：表现为主动脉周围环形、弧形低密度影，与主动脉夹层伴血栓形成不同的是，主动脉内膜无破裂、无血流交通。

（2）主动脉穿透性溃疡：表现为主动脉旁小龛影，与主动脉夹层的区别是病变较局限，且形态多不规则。

患者，男性，48 岁。车祸后肩背部疼痛。

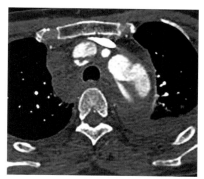

图 52-1

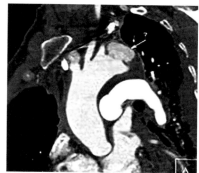

图 52-2

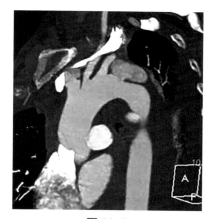

图 52-3

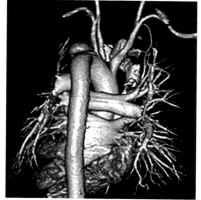

图 52-4

问题

❶ 图中有哪些异常 CT 表现？

❷ 该病例最可能的诊断是什么？诊断依据是什么？

❸ 有哪些疾病可以出现类似图中的 CT 表现？

病例 **52** 主动脉假性动脉瘤

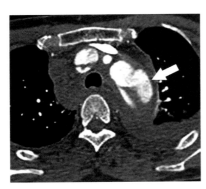
图 52-1

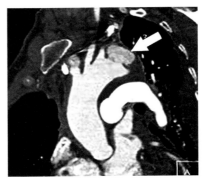
图 52-2

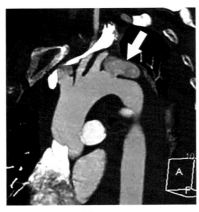
图 52-3

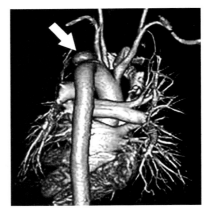
图 52-4

图 52-1 ~ 图 52-2：CTA 横轴位及斜冠状位图像，主动脉弓后部管壁不连续，可见对比剂外漏，周围被软组织包裹，呈瘤样改变（白箭头）。图 52-3 ~ 图 52-4：薄层 MIP 及 VR 三维重组图像，主动脉弓后部上方见一瘤样病变（白箭头），与主动脉管腔相通

问题答案

❶ 图中有哪些异常 CT 表现？

（1）主动脉弓后部上方瘤样病变，形态不规则。

（2）病变与主动脉管腔相通，其内密度与主动脉腔内密度接近。

❷ 该病例最可能的诊断是什么? 诊断依据是什么?

该病例诊断为主动脉假性动脉瘤。

诊断依据：患者有明确的外伤史，CT 示主动脉弓后部管壁不连续，可见对比剂外漏，周围软组织包裹，形态不规则，呈瘤样。

❸ 有哪些疾病可以出现类似图中的 CT 表现?

（1）主动脉夹层（图 52-5 ～图 52-6）：主动脉管腔中央出现撕脱的内膜片，将管腔分隔为真、假两腔（白箭头）。

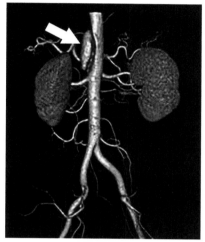
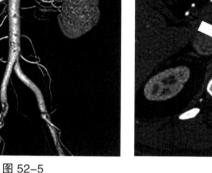

图 52-5　　　　　　　　　　　　　　　　图 52-6

（2）主动脉穿透性溃疡（图 52-7 ～图 52-8）：表现为主动脉旁小龛影，范围较局限（白箭头）。

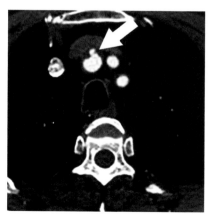

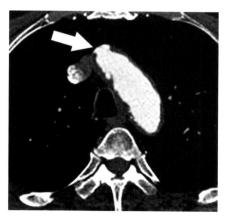

图 52-7　　　　　　　　　　　　　　　　图 52-8

拓展病例

腹主动脉假性动脉瘤。患者，男，45 岁。背部刀刺伤。

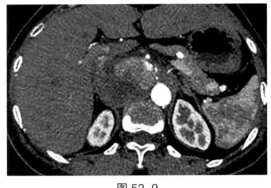

| 图 52-9 | 图 52-10 |

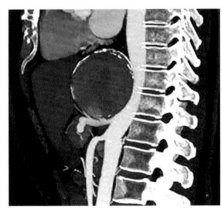

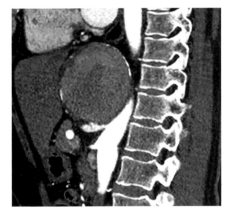

| 图 52-11 | 图 52-12 |

图 52-9 ~ 图 52-10：CTA 横轴位图像，可见包裹于降主动脉周围的类圆形病灶，内可见对比剂漏出，腹腔干受压变窄。图 52-11 ~ 图 52-12：MPR 及 MIP 三维重组图像，腹主动脉前方瘤样病变，其内密度不均，壁可见点片状及弧形钙化影

知识点小结

1. 临床表现

主动脉假性动脉瘤指主动脉壁全层破裂，血液自破口流出被主动脉邻近的组织包裹而形成的血肿样病变，多由创伤所致。最常见的发生部位是主动脉弓与降主动脉交界处的主动脉峡部。由于动脉导管韧带等限制了局部血管的活动，即动脉韧带以远的降主

动脉比较固定，而主动脉弓、升主动脉和心脏的活动度相对较大，当人体遭遇突然减速时，主动脉弓部惯性前移产生的剪切力导致主动脉峡部撕裂，若动脉裂口较小，出血受周围组织的局限、包裹则形成假性动脉瘤。大多数假性动脉瘤有进行性疼痛，表现为搏动性肿物。

2. 发病机制

主动脉假性动脉瘤的病因很多，包括创伤、手术、动脉粥样硬化、感染、自身免疫性疾病和先天发育不良等。上述原因导致主动脉管壁破裂后，血液通过破口进入周围组织并在血管周围形成局限性血肿，再由大量纤维组织包裹而形成。故假性动脉瘤瘤壁并非完整的主动脉壁，而是由纤维结缔组织构成，缺少肌层及弹力层，容易破裂。

3. CT 表现

CT 平扫若见主动脉旁团块状高密度影，横断面为圆形、卵圆形及不规则形，提示有主动脉假性动脉瘤可能，需行 CTA 检查确诊。注射对比剂后见主动脉局部管壁不连续，邻近有团块状高密度影，部分病灶与破口相连，其内见对比剂外溢，可伴低密度血栓形成。

4. 鉴别诊断

（1）主动脉夹层：假性动脉瘤为全层破裂后包裹而成，形态多不规则、范围较局限，而主动脉夹层为内膜撕裂所致，形态较规整、可局限亦可累及较大范围。

（2）主动脉穿透性溃疡：范围较小，外壁为主动脉外膜，而假性动脉瘤范围可较大，主动脉外膜破裂，其外壁为纤维结缔组织。

病例 53

患者，男性，75岁。腹部不适 3 月余。

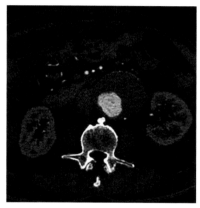

图 53-1

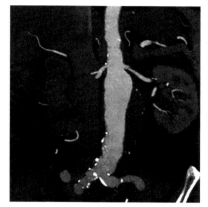

图 53-2

问题

❶ 图中有哪些异常 CT 表现？

❷ 该病例最可能的诊断是什么？诊断依据是什么？

❸ 有哪些疾病可以出现类似图中的 CT 表现？

病例 53　主动脉真性动脉瘤

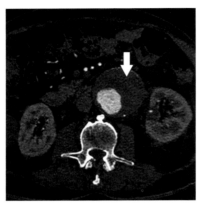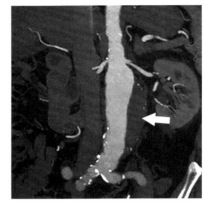

图 53-1　　　　　　　　　　　　图 53-2

图 53-1 ~ 图 53-2：腹主动脉管腔节段性瘤样扩张，其内可见低密度充盈缺损（白箭头），超过正常腹主动脉直径的 1.5 倍

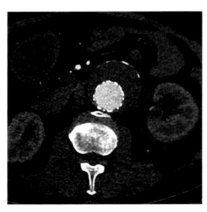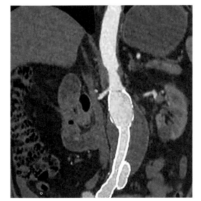

图 53-3　　　　　　　　　　　　图 53-4

图 53-3 ~ 图 53-4：腹主动脉管腔内支架置入术后复查，周围可见低密度血栓形成

问题答案

❶ 图中有哪些异常 CT 表现？

（1）腹主动脉局限性或节段性瘤样扩张。

（2）管腔内可见低密度充盈缺损。

② 该病例最可能的诊断是什么？诊断依据是什么？

该病例诊断为腹主动脉真性动脉瘤。

诊断依据：CT 示腹主动脉管腔局限性瘤样扩张，超过近端正常腹主动脉直径的 1.5 倍。

③ 有哪些疾病可以出现类似图中的 CT 表现？

主动脉夹层伴血栓形成（图 53-5 ~ 图 53-6）：CT 轴位及冠状位图像表现为主动脉旁新月形及条状低密度影（白箭头）。

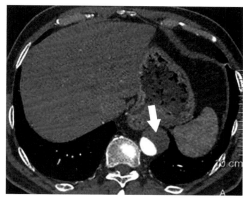

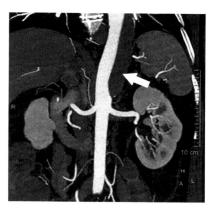

图 53-5　　　　　　　　　　　　　　　　　图 53-6

拓展病例

升主动脉瘤。患者，男性，52 岁。胸憋、气短待查。

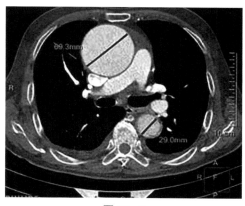
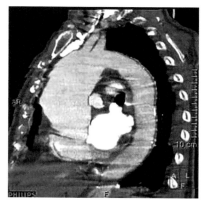

图 53-7　　　　　　　　　　　　　　　　　图 53-8

图 53-7：CTA 横轴位图像显示升主动脉明显增宽，约 6.9 cm，同层面降主动脉直径约 2.9 cm，升主动脉直径超过降主动脉 2 倍以上。图 53-8：斜冠状位重组图像，见升主动脉明显扩张，主动脉弓后部及降主动脉直径正常

知识点小结

1. 临床表现

主动脉真性动脉瘤是指主动脉管腔的异常扩张，同时血管壁三层结构仍保持完整，表现为管腔对称性扩张，直径超出正常值的 50% 以上，管腔内可伴有血栓形成。腹主动脉真性动脉瘤好发于肾动脉水平以下、腹主动脉分叉以上的腹主动脉，多数为梭形动脉瘤。

大部分主动脉瘤患者可出现突发腹痛，疼痛部位一般位于中腹部或腰背部，多为钝痛，可持续数小时甚至数日。疼痛不随体位或运动而改变，当疼痛突然加剧时提示有破裂可能。动脉瘤破裂后血液常局限于腹膜后，因此血压下降不会太快，若破裂入腹腔，会由于大量失血而发生低血压休克，可同时伴腹膜刺激征。另有部分患者可无明显症状。

2. 发病机制

主动脉真性动脉瘤由多种因素相互作用所致，包括遗传因素、代谢因素及环境因素等，目前认为与动脉粥样硬化关系密切，主动脉壁细胞基质的破坏，使弹性蛋白的合成减少、降解增加，在血流不断冲击下，主动脉出现扩张。

3. CT 表现

若 CT 平扫发现主动脉增宽，超过正常管径 1.5 倍以上可提示主动脉真性动脉瘤，需进一步行 CTA 检查确诊。CTA 表现为主动脉管腔明显扩张，可呈梭形或囊状，多数为梭形，其内可见低密度血栓形成。

4. 鉴别诊断

需与主动脉夹层伴血栓形成相鉴别。主动脉夹层累及范围较广，管腔扩张不明显，撕裂之内膜常旋转走行。而主动脉真性动脉瘤管腔扩张明显，残余管腔与血栓之形态较一致。

患者，男性，60 岁。患者 3 月余前无明显诱因出现呼吸困难、胸憋，无胸痛。既往有高血压病史 3 年余，血压最高 210/100 mmHg。

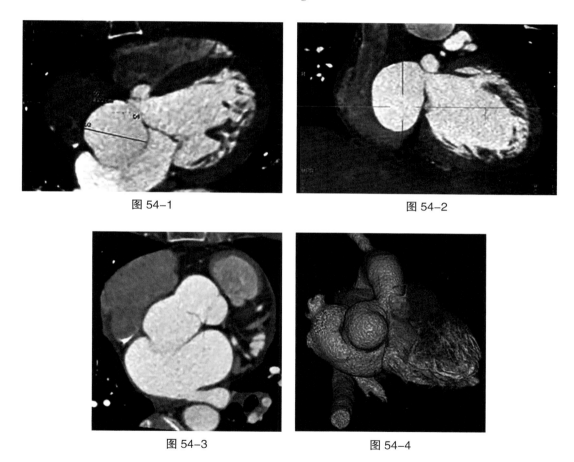

图 54-1　　　　　　　　　　　　　　　　图 54-2

图 54-3　　　　　　　　　　　　　　　　图 54-4

问题

❶ 图中有哪些异常 CT 表现?

❷ 该病例最可能的诊断是什么? 诊断依据是什么?

❸ 该病可能出现哪些严重并发症?

病例 54　主动脉窦瘤

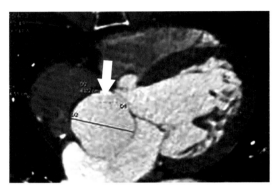

图 54-1　　　　　　　　　　　　　　　　　　图 54-2

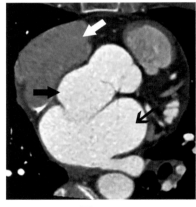

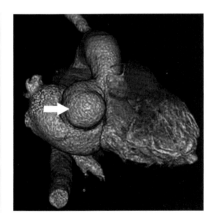

图 54-3　　　　　　　　　　　　　　　　　　图 54-4

　　图 54-1 ~ 图 54-2：横轴位、冠状位图像，显示主动脉后窦瘤样扩张，并向右后方突出（白箭头）。图 54-3：主动脉窦瘤（粗黑箭头）挤压左心房（细黑箭头）及右心房（白箭头）。图 54-4：VR 图像显示主动脉后冠状窦瘤样扩张（白箭头）

问题答案

❶ 图中有哪些异常 CT 表现?

主动脉后窦部明显瘤样扩张，并向右后方突出至房间隔处，左、右心房受压变形。

❷ 该病例最可能的诊断是什么？诊断依据是什么？

该病例最可能的诊断为主动脉窦瘤。

诊断依据：患者有高血压史；临床表现为呼吸困难、胸憋；CT 示主动脉后窦部呈瘤样扩张。

❸ 该病可能出现哪些严重并发症？

主动脉窦瘤可能出现严重并发症，如破裂、心肌梗死、心脏传导阻滞、右心室流出道梗阻、心脏填塞、猝死。

知识点小结

1. 临床表现

主动脉窦瘤，即主动脉窦动脉瘤，是一种少见的先天性畸形，男性多于女性。该病可在主动脉窦部，包括主动脉左窦、主动脉右窦或主动脉后窦处形成动脉瘤，瘤体可突入心腔内，可并逐渐增大，瘤壁逐渐变薄而破裂。瘤体未破裂前，可无临床症状或体征。破裂时可突发心悸、胸痛或胸部不适、气喘及咳嗽等。

2. 发病机制

主动脉窦瘤可能为冠状动脉发育畸形、主动脉隔发育不良所致。也可能因主动脉窦部动脉壁中层发育不良而局部薄弱，在血流冲击下膨出而成。随着瘤体增大，瘤壁越来越薄，最终破裂。主动脉右窦动脉瘤可破入右心室、右心房；主动脉后窦动脉瘤可破入右心房、心包腔；主动脉左窦动脉瘤可破入左心房、左心室或心包腔。

3. CT 表现

主动脉窦部瘤样扩张，并突入心腔内，以主动脉右窦动脉瘤最常见，其次为主动脉后窦动脉瘤，主动脉左窦动脉瘤最少见。

如果主动脉窦动脉瘤破裂，可依破入结构不同而出现不同的影像学表现。如窦瘤破入右心，则产生连续性左向右分流，此时除窦瘤自身表现外还可见肺血增多或呈高流量性肺动脉高压；如窦瘤破入心包，可致血性心包积液并致心包填塞。

病例 *55*

患者，女性，67 岁。11 年前无明显诱因出现活动后气短，偶有咳嗽、咳白黏痰，不易咳出，冬春季为著。诊断为"慢性阻塞性肺疾病急性加重"，同年出现双下肢浮肿，夜间无法平卧，需持续吸氧，伴头晕、心慌、恶心及干呕等。

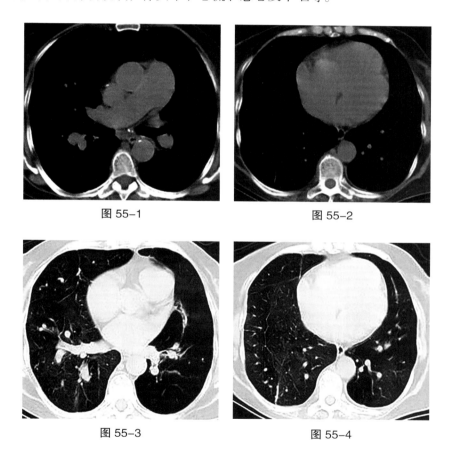

图 55-1   图 55-2

图 55-3   图 55-4

问题

❶ 图中有哪些异常 CT 表现？

❷ 该病例最可能的诊断是什么？诊断依据是什么？

❸ 该病需与哪些疾病相鉴别？

病例 **55** 肺源性心脏病

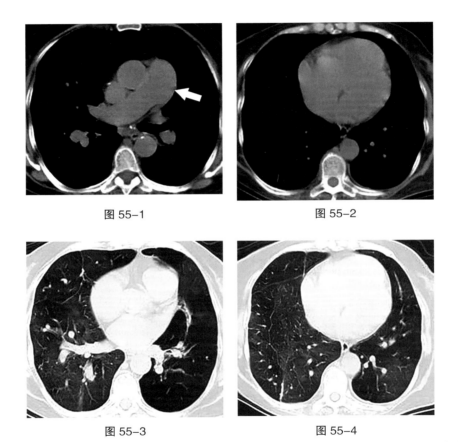

图 55-1   图 55-2

图 55-3   图 55-4

图 55-1 ~ 图 55-2：胸部 CT 平扫横轴位纵隔窗图像，显示肺动脉主干及分支增粗，肺动脉主干直径超过同水平升主动脉直径（白箭头）。右心增大，室间隔偏移。图 55-3 ~ 图 55-4：双肺支气管血管束部分增粗，部分变细，双肺透过度不均匀，呈"马赛克灌注"

问题答案

❶ 图中有哪些异常 CT 表现？

（1）肺动脉主干及分支增粗，肺动脉主干直径大于同平面升主动脉直径，提示肺动脉高压。

（2）右心增大，室间隔偏移。

（3）双肺密度不均匀，呈"马赛克灌注"，高密度区血管增粗，低密度区血管纤细。

❷ 该病例最可能的诊断是什么？诊断依据是什么？

该病例最可能的诊断为慢性阻塞性肺病伴肺源性心脏病，诊断依据：

（1）老年女性，有慢性阻塞性肺病病史，现咳嗽、咳痰、气短及双下肢水肿等症状加重，且出现夜间不能平卧，提示慢性阻塞性肺病引起肺源性心脏病，右心功能不全。

（2）双肺支气管血管束增粗，双肺透过度不均匀，呈"马赛克灌注"，提示小气道病变和/或合并肺血流灌注异常。

（3）肺动脉主干及分支增粗，提示肺动脉高压；右心增大，室间隔偏移提示右心功能不全。

❸ 该病需与哪些疾病相鉴别？

（1）冠心病：常出现心绞痛、心律失常，心电图 ST-T 波改变，冠脉 CTA 和 DSA 可以发现冠脉狭窄，可与肺心病鉴别。

（2）风湿性心脏病：以劳累后心悸为主，超声检查可发现瓣膜狭窄或关闭不全，CT 上可发现瓣膜钙化及心腔大小、结构改变。

拓展病例

患者，女性，40 岁。急性肺栓塞所致急性肺源性心脏病，CT 肺动脉造影（CT pulmonry angiography，CTPA）显示双侧肺动脉内存在"骑跨"走行的栓子（图 55-5，黑箭头），肺动脉干增粗，直径约 4 cm；右心房、右心室均增大，室间隔向左侧偏移（图 55-6）。

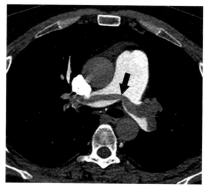 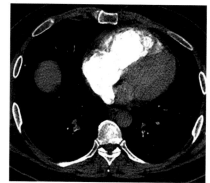

图 55-5 图 55-6

知识点小结

1. 临床表现

肺源性心脏病多为慢性，是支气管-肺组织、胸廓或肺血管病变使肺血管阻力增加，致肺动脉高压，右心增大，可伴有或不伴充血性心力衰竭。原发病常为慢性支气管炎，患者多有慢性咳嗽、咳痰、气短等慢性支气管炎和肺气肿的症状，病史可较长，每当冬春季，症状加重，可导致呼吸与心力衰竭，出现心慌、气急、呼吸困难、发绀、颈静脉怒张及下肢浮肿等症状。

2. 发病机制与病理

原发病常为慢性支气管炎，其肺部病变使肺通气功能减退及组织缺氧，逐渐引起阻塞性肺气肿，肺血管阻塞、痉挛。阻塞性肺气肿可引起肺泡破裂、毛细血管网毁损，使肺血管阻力增加。肺血管阻塞、痉挛加重了上述改变，从而继发肺动脉高压，右心增大，伴或不伴充血性心力衰竭。

3. CT 表现

肺动脉主干及分支增粗，主干内径大于 30 mm，或主干直径超过同水平升主动脉。右心增大，右心室壁增厚（厚度大于 5 mm），室间隔向左偏移，右心房亦可扩大，腔静脉扩张增粗。

4. 鉴别诊断

（1）冠心病：常出现心绞痛、心律失常，心电图 ST-T 波改变，冠脉 CTA 和 DSA 可见冠脉狭窄。

（2）风湿性心脏病：以劳累后心悸为主，超声检查可发现瓣膜的狭窄或关闭不全，CT 上可发现瓣膜钙化及心腔大小、结构的改变。

病例 56

患者，女性，84岁。间断心悸、胸憋、气短5年。患者既往有风湿性心脏病病史25年。

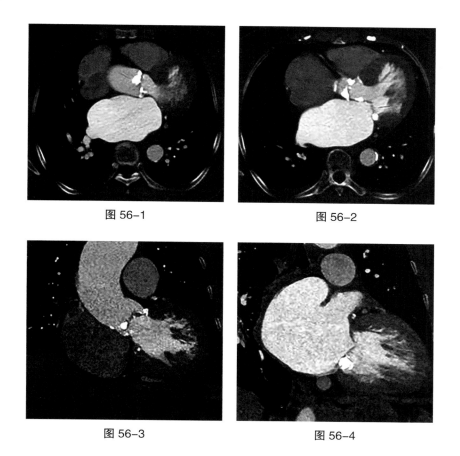

图 56-1

图 56-2

图 56-3

图 56-4

问题

① 图中有哪些异常 CT 表现？

② 该病例最可能的诊断是什么？诊断依据是什么？

③ 该病需与哪些疾病相鉴别？

病例 56 风湿性心脏病

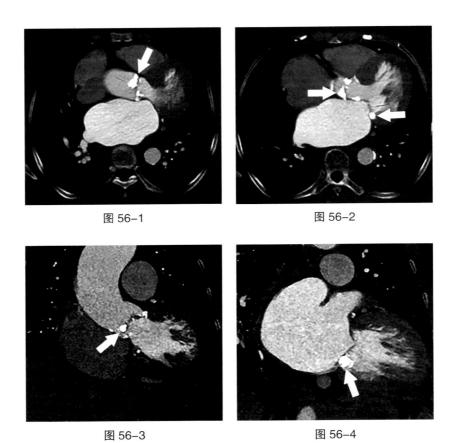

图 56-1   图 56-2

图 56-3   图 56-4

图 56-1 ~ 图 56-4：胸部 CT 增强扫描横轴位及重组图像，显示二尖瓣及主动脉瓣多发钙化灶（白箭头）；左心房增大；右侧少量胸腔积液

问题答案

❶ 图中有哪些异常 CT 表现？

（1）二尖瓣及主动脉瓣多发钙化灶。

（2）左心房增大。

（3）右侧少量胸腔积液。

❷ 该病例最可能的诊断是什么？诊断依据是什么？

该病例最可能的诊断为风湿性心脏病伴二尖瓣及主动脉瓣病变。诊断依据：

（1）患者既往有风湿性心脏病病史，此次因间断心悸、胸憋、气短入院。

（2）CT 示二尖瓣及主动脉瓣多发钙化灶，左心房增大；但瓣膜具体狭窄或关闭不全情况需结合心脏超声检查。

❸ 该病需与哪些疾病相鉴别？

（1）肺源性心脏病：多有慢阻肺病史，影像学检查可以发现肺动脉高压和右心增大。

（2）扩张型心肌病：表现为左、右或双心室重度扩张，心肌肥厚，心室收缩功能减退，全心增大。瓣膜并无明显异常改变，心脏超声可以帮助鉴别诊断。

知识点小结

1. 临床表现

风湿性心脏病包括急性或亚急性风湿性心肌炎及慢性风湿性瓣膜病。后者二尖瓣损害最常见，其次为主动脉瓣和三尖瓣。二尖瓣狭窄是最常见的瓣膜病变，常伴关闭不全。

该病多见于 20 ~ 40 岁成人。二尖瓣狭窄时，血流由左心房进入左心室受阻，左心房内压力增高致使左心房增大。左心房增大致肺静脉回流受阻，出现肺淤血改变，继而导致肺动脉压增高，右心室肥厚。

临床症状以劳累后心悸为主，重者可有咯血、端坐呼吸、肝大及下肢水肿等右心衰竭表现。二尖瓣狭窄患者听诊时可闻及心尖区舒张期隆隆样杂音。

2. 发病机制

该病为甲组乙型溶血性链球菌感染引起的变态反应，属于自身免疫性疾病。病理变化主要发生在心脏瓣膜。病程分 3 期，即炎症渗出期、增殖期及瘢痕形成期。

3. CT 表现

CT 上可显示风湿性心脏病所继发的心脏房室大小的改变，也能显示瓣膜的钙化，较难显示瓣膜狭窄和关闭不全详细情况，需结合心脏超声来判断。

4. 鉴别诊断

（1）肺源性心脏病：多有慢性阻塞性肺疾病史，影像学检查可以发现肺动脉高压和右心增大。

（2）扩张型心肌病：表现为以左心室扩大和收缩功能降低为特点的心肌疾病，是最常见的心肌病类型。结合病史、临床表现、超声心动图检查可以帮助鉴别诊断。

　　患者，男性，43 岁。间断发热半个月，咳嗽、胸痛 4 天，为左前胸疼痛，向颈部、左肩、左臂放射，深呼吸或卧位时加重。就诊于当地医院，考虑"急性心梗"。1 个月前有大腿部"疖肿"，自行挤压后疖肿扩大。后经静脉抗菌消炎治疗及局部换药后好转。

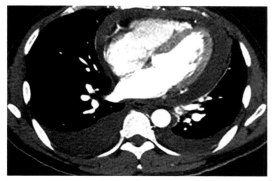

图 57-1

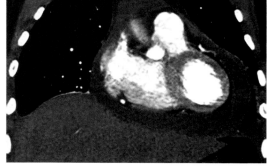

图 57-2

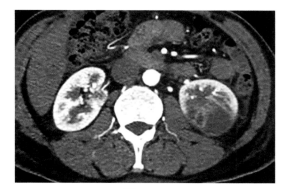

图 57-3

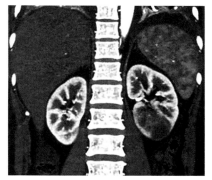

图 57-4

问题

❶ 图中有哪些异常 CT 表现？

❷ 该病例最可能的诊断是什么？诊断依据是什么？

❸ 该病需与哪些疾病相鉴别？

病例 57 急性心包炎

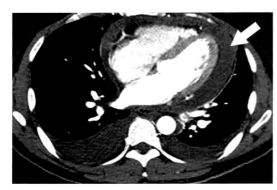 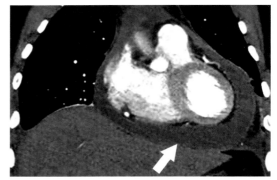

图 57-1   图 57-2

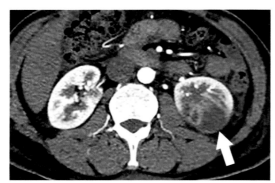 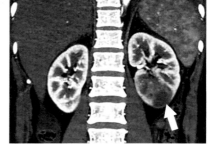

图 57-3   图 57-4

图 57-1 ~ 图 57-2：心包增厚伴大量积液（白箭头），心包呈线样强化，双侧胸腔积液。图 57-3 ~ 图 57-4：左肾下极低密度病灶，边界不清，中央低密度坏死区未见强化（白箭头），周壁及分隔可见强化

问题答案

❶ 图中有哪些异常 CT 表现？

（1）心包增厚伴细线样强化，心包内可见大量积液。

（2）双侧胸腔积液。

（3）左肾下极低密度病灶，内见分隔，周壁及分隔强化，中央坏死未见强化。

❷ 该病例最可能的诊断是什么？诊断依据是什么？

该病例最可能的诊断为急性心包炎，左肾下极肾脓肿，诊断依据：

（1）患者 1 个月前右侧大腿有疖肿，自行挤压后疖肿扩大，输液 + 局部换药后病变逐渐局限，既往感染病史明确，此次因发热、咳嗽及胸痛入院，与既往感染病史相符。

（2）左肾下极低密度病灶坏死液化明显伴分隔，且周壁及分隔强化，提示肾脓肿。心包增厚伴细线样强化，心包大量积液伴双侧胸腔积液，提示化脓性心包炎可能。

❸ 该病需与哪些疾病相鉴别？

心功能不全所致心包积液（图 57-5 ～图 57-6）：表现为心脏增大，心包积液，左侧胸腔积液，且双肺部分小叶间隔增厚，提示间质性肺水肿。

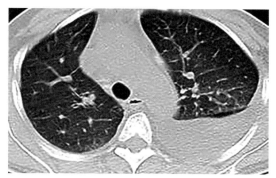

图 57-5

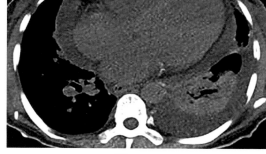

图 57-6

拓展病例

患者，男性，69 岁。胸憋、气短 5 天，伴发热，体温最高 38.6 ℃。超声心动图提示心包积液，给予心包穿刺置管引流，为黄色、絮状引流液。

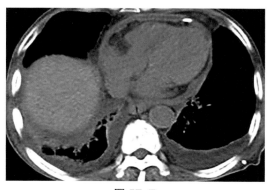

图 57-7

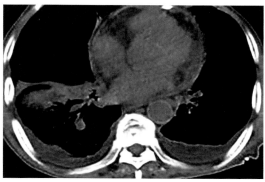

图 57-8

图 57-7 ～图 57-8：胸部 CT 平扫，示心包增厚，心包腔内可见积液及引流管影，双侧胸腔积液

知识点小结

1. 临床表现

心包炎是指由多种致病因素引起的心包脏层和壁层的炎性病变。按病程可分为急、慢性 2 种。急性心包炎常伴心包积液。慢性心包炎常引起心包缩窄。心包炎的病因较多，包括结核、化脓、病毒、风湿及特发性。

心包积液少量或慢性者可无临床症状，大量或急性者可出现心包填塞。临床上急性心包炎可有发热、疲乏、心前区疼痛和心包填塞症状；还可有面色苍白、发绀、上腹胀、浮肿等表现。

2. 发病机制

急性心包炎分为纤维蛋白性和渗出性 2 种。早期以纤维蛋白为主，称为急性纤维蛋白性心包炎，此时脏、壁两层心包产生摩擦引起胸痛。当渗出增加时，可以浆液纤维蛋白为主，称为渗出性心包炎。大量渗液使脏、壁两层心包摩擦消失、胸痛也消失，但大量积液使心包内压增加、血液回流受限、周围静脉压增高、心腔舒张受限、排出量减少。数周至数月后，渗液吸收、痊愈，也可以发生心包脏、壁两层粘连，演变为慢性心包病变。

3. CT 表现

心包增厚，厚度大于 4 mm，心包积液的密度随积液的性质不同而不同，一般为水样密度，亦可为血性密度，增强扫描积液无强化。

4. 鉴别诊断

心功能不全之心包积液：影像学鉴别较为困难，须结合临床表现、病史及其他辅助检查，综合判断。

病例 $\mathcal{58}$

患者，女性，30 岁。间断进食后腹胀 3 年，加重伴全身水肿 1 月余。超声心动图提示全心扩大。BNP 升高。

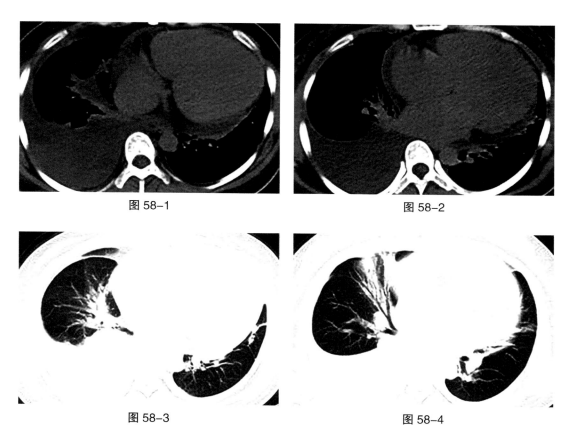

图 58-1   图 58-2

图 58-3   图 58-4

问题

❶ 图中有哪些异常 CT 表现？

❷ 该病例最可能的诊断是什么？诊断依据是什么？

❸ 该病需与哪些疾病相鉴别？

病例 58 扩张型心肌病

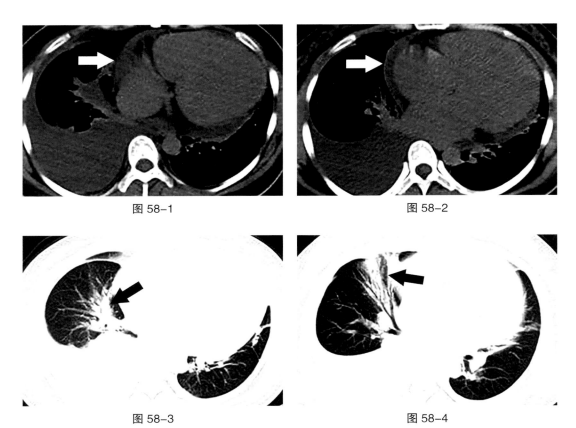

图 58-1   图 58-2

图 58-3   图 58-4

图 58-1 ~ 图 58-2：胸部 CT 平扫横轴位纵隔窗图像，显示全心增大，心包少量积液（白箭头），右侧胸腔积液。图 58-3 ~ 图 58-4：胸部 CT 平扫横轴位肺窗图像，显示右肺中、下叶膨胀不全（黑箭头）

问题答案

❶ 图中有哪些异常 CT 表现？

心脏增大，表现为全心增大；心包少量积液；右侧胸腔积液。

❷ 该病例最可能的诊断是什么？诊断依据是什么？

该病例最可能的诊断为扩张型心肌病，诊断依据：

（1）年轻女性，有扩张型心肌病病史。

（2）临床表现为间断进食后腹胀 3 年，加重伴全身水肿 1 月余。因有全身水肿，故需注意心源性水肿。

（3）超声心动图提示全心增大，BNP 增高，提示心衰。

（4）CT 显示全心增大；心包少量积液；右侧胸腔积液。

❸ 该病需与哪些疾病相鉴别?

（1）风湿性心脏病（图 58-5 ~ 图 58-6）：表现为二尖瓣及主动脉瓣膜钙化，合并瓣膜狭窄或关闭不全，左心房增大。

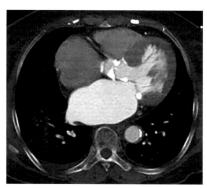 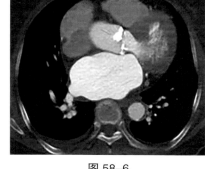

图 58-5　　　　　　　　　　　　　　图 58-6

（2）肥厚型心肌病：表现为左心室肥厚，以室间隔增厚为主，左心室容量减小。

拓展病例

扩张型心肌病。患者，女性，67 岁。9 年前出现活动时气短。

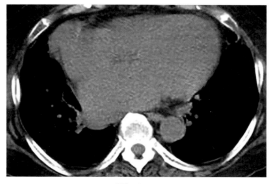 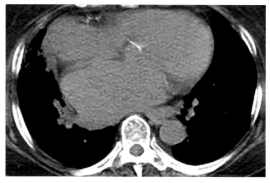

图 58-7　　　　　　　　　　　　　　图 58-8

图 58-7 ~ 图 58-8：胸部 CT 平扫轴位纵隔窗图像，显示全心增大

知识点小结

1. 临床表现

原发性或特发性心肌病分为 3 类，即扩张型（充血型）心肌病、肥厚型心肌病和限制（闭塞）型心肌病。扩张型心肌病最为常见，占原发性心肌病的 70%，表现为左、右或双心室扩张、心肌肥厚、心室收缩功能减退。肥厚型心肌病占原发性心肌病的 20%，以左心室肥厚为主。限制型心肌病最少见，为心内膜及心内膜下心肌进行性纤维化，致疤痕形成，心壁顺应性降低，心脏充盈受限，晚期可出现心腔闭塞。

2. 病理基础

扩张型心肌病以心腔扩张为主，心室扩大，室壁变薄，常伴附壁血栓，心脏瓣膜和冠脉多正常。肥厚型心肌病为非对称性室间隔肥厚，心肌细胞肥大。

3. 影像学诊断

主要依赖超声心动图检查，CT 诊断价值有限，能显示心脏的增大、室壁增厚等情况。

4. 鉴别诊断

（1）风心病二尖瓣狭窄：表现为二尖瓣狭窄伴钙化，左心房增大。

（2）肥厚型心肌病：表现为左心室肥厚，以室间隔增厚为主，左心室容量减少。

病例 *59*

患者，男性，45岁。咳嗽、咳痰、气短1周，活动后加重，夜间平卧休息时可憋醒，坐位可减轻。

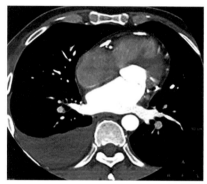

图 59-1

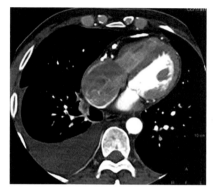

图 59-2

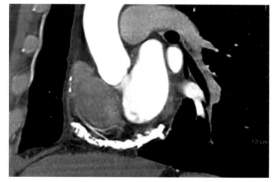

图 59-3

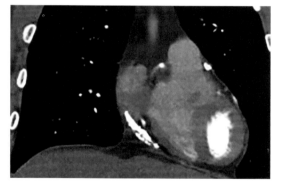

图 59-4

问题

❶ 图中有哪些异常CT表现？

❷ 该病例最可能的诊断是什么？诊断依据是什么？

❸ 该病需与哪些疾病相鉴别？

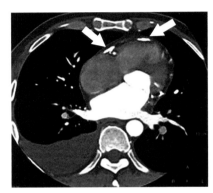

病例 59 缩窄性心包炎

图 59-1   图 59-2

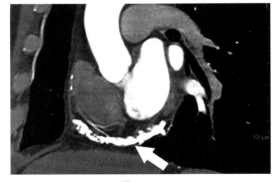

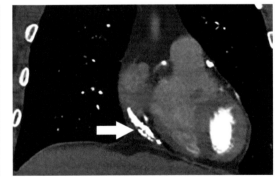

图 59-3   图 59-4

图 59-1 ~ 图 59-4：CT 增强扫描轴位及不同角度重组图像，显示心包增厚伴多发钙化灶（白箭头）；心室轮廓变形，舒张受限；心房扩张；右侧胸腔中量积液

问题答案

❶ 图中有哪些异常 CT 表现？

（1）心包增厚，一般以膈面、心室面增厚、粘连为著。

（2）心包钙化，呈条片状或斑片状钙化。

（3）心室轮廓变形，舒张受限；心房扩张。

（4）右侧胸腔积液。

❷ 该病例最可能的诊断是什么？诊断依据是什么？

该病例最可能的诊断为缩窄性心包炎。

诊断依据：CT显示心包增厚伴弥漫多发钙化灶；心室轮廓变形，舒张受限；心房扩张。

❸ 该病需与哪些疾病相鉴别？

限制型心肌病：是由于心内膜及心内膜下心肌疤痕形成，限制了心脏的充盈，无心包增厚和钙化。

拓展病例

缩窄性心包炎。患者，女性，61岁。

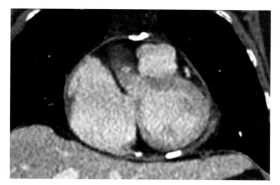

图 59-5   图 59-6

图 59-5 ~ 图 59-6：胸部增强CT显示心包增厚伴钙化，心脏轮廓变形，心室舒张受限，心房扩大

知识点小结

1. 临床表现

缩窄性心包炎是指心脏被纤维化心包所包围，使心脏舒张期充盈受限而产生的一系列循环障碍的临床病症。是较为常见的心包疾患，继发于急性心包炎，常因心包积液吸收不彻底，引起心包肥厚、粘连，逐渐发展而成。以结核性占首位，其次为化脓性、外伤性。

缩窄性心包炎心脏活动受限，功能异常。右心室舒张受限时，静脉回流受阻，静脉压增高致颈静脉怒张、肝大、腹水和浮肿等；左心室舒张受限时，舒张期进入左室的血减少，排出量也减少，出现相应的缺血表现。左心房增大，出现咳嗽、气短及呼吸困难等气道压迫症状。

2. CT 表现

心包增厚，约 5 ~ 20 mm，一般以膈面、心室面增厚、粘连为著。心包钙化，呈条片状或斑片状钙化。体静脉压力升高，可见上、下腔静脉扩张、肝肿大及胸、腹腔积液。增强扫描亦可见左、右心室狭长呈管状，室间隔变直、肥厚，左、右心房扩张。

3. 鉴别诊断

限制型心肌病：是由于心内膜及心内膜下心肌疤痕形成，限制了心脏的充盈，无心包增厚和钙化（心内膜及心内膜下可出现钙化），此点可以帮助鉴别诊断。

病例 60

患者，男性，60岁。偶感胸闷，无胸痛、发热、心悸、黑蒙及眩晕等表现，体检行冠脉 CTA 检查。

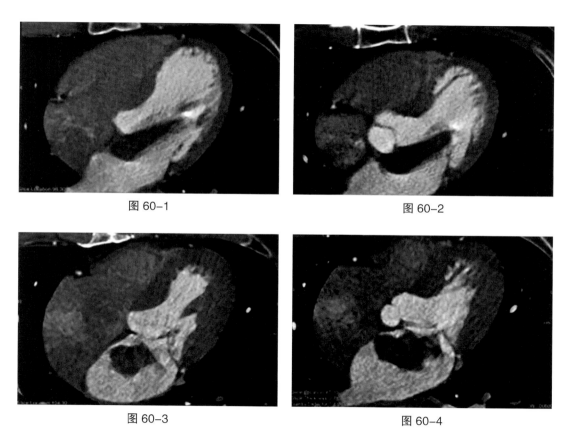

图 60-1　　　　　　　　　　　　　　图 60-2

图 60-3　　　　　　　　　　　　　　图 60-4

问题

① 图中有哪些异常 CT 表现？

② 该病例最可能的诊断是什么？诊断依据是什么？

③ 该病需与哪些疾病相鉴别？

病例 60　左心房黏液瘤

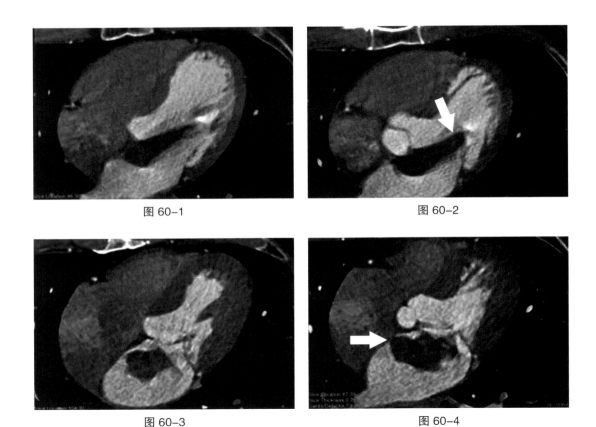

图 60-1

图 60-2

图 60-3

图 60-4

图 60-1 ～ 图 60-2：冠脉 CTA 舒张期图像，显示左心房内低密度肿物，随二尖瓣开放向左心室延伸（白箭头）。图 60-3 ～ 图 60-4：冠脉 CTA 收缩期图像，显示左心房内低密度肿物，形态不规则，呈分叶状，似见有一细蒂连于房间隔（白箭头）

问题答案

❶ 图中有哪些异常 CT 表现？

（1）收缩期左心房内低密度肿物，形态不规则，呈分叶状，似见有一细蒂连于房间隔。

（2）舒张期显示左心房内低密度肿物，形态发生改变，拉长，并随二尖瓣开放向左心室延伸。

❷ 该病例最可能的诊断是什么? 诊断依据是什么?

该病例最可能的诊断为左心房黏液瘤,诊断依据:

(1) 患者临床症状不明显,体检发现左心房肿物。

(2) 冠脉 CTA 收缩期左心房内见一低密度肿物,形态不规则,呈分叶状,似见有一细蒂连于房间隔。

(3) 肿物形态及位置可发生一定程度的变化,舒张期肿物拉长,呈长条形,并见随二尖瓣开放向左心室延伸。

❸ 该病需与哪些疾病相鉴别?

(1) 心脏转移瘤:有原发肿瘤病史,心脏转移瘤最常累及心包,其次为心肌,再次为心内膜。任何恶性肿瘤均可转移到心脏及心包。常见者包括肺癌、乳腺癌、淋巴瘤、白血病及黑色素瘤等。心脏转移瘤的诊断主要依靠病史及影像学检查。

(2) 左心房血栓:房颤患者极易形成左心房内血栓,表现为心房内低密度充盈缺损,心房内血栓与心壁不相连,位置可随体位的变化而变化,超声心动图可以帮助鉴别。

拓展病例

患者,男性,68 岁。患者 1 周前无明显诱因出现活动后气促、咳嗽,近 3 天自觉活动后气促、咳嗽症状逐渐加重,有高血压病史 16 年,血压最高 160/110 mmHg。

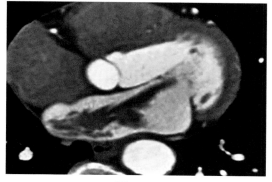

图 60-5

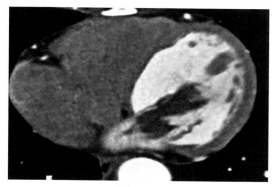

图 60-6

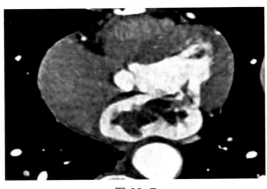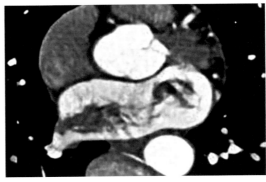

图 60-7   图 60-8

图 60-5 ~ 图 60-6：冠脉 CTA 舒张期，显示左心房内存在不规则低密度肿物，随二尖瓣开放向左心室内延伸。图 60-7 ~ 图 60-8：见肿物位于左心房内，与左心房壁有一细蒂相连，左心房体积增大

知识点小结

1. 临床表现

心脏肿瘤是指发生在心腔或心肌内的良性或恶性肿瘤，为少见疾病，分原发肿瘤和转移瘤。原发性心脏肿瘤 3/4 为良性，最常见的是心脏黏液瘤。心脏黏液瘤的人群发生率每年约为 0.5/100 万。可发生于任何年龄，多发于 40 岁以上的成人，女性略多。左房黏液瘤的临床症状与二尖瓣狭窄类似。患者可有呼吸困难、气急、心悸、咯血、乏力及非典型性胸痛。若出现右心衰竭症状，可有肝大、腹水以及双下肢或全身浮肿。

2. 发病机制与病理

大体标本，黏液瘤呈胶状或黏液样，光滑、呈球形或分叶状。瘤体自心壁凸入心腔内，与心壁间以蒂相连，故肿瘤能随心脏的舒缩而活动。瘤体组织疏松，易出血和脱落。黏液瘤多位于心房内，其中 75% 发生在左心房。左房黏液瘤可引起肺静脉淤血及体静脉淤血。累及心脏瓣膜时，可引起瓣膜狭窄或瓣膜关闭不全样改变。

3. CT 表现

75% 的心脏黏液瘤发生在左心房，最常附着部位在卵圆窝附近，偶尔亦可位于左心房后壁。黏液瘤也可位于右心房（15% ~ 20%），较少位于心室。超过 90% 的黏液瘤为单发。肿瘤平均直径约 5 ~ 6 cm，最小者可小于 1 cm，最大可达 15 cm 或更大。

CT 典型表现为分叶的、不均质的、带蒂的低密度影，有时蒂细而不易显现，约 14% 可见钙化。CT 电影可见活动的带蒂肿块连接于房间隔。部分肿瘤舒张期位于左心房，收缩期可通过二尖瓣达左心室。

4. 鉴别诊断

（1）心脏转移瘤：有原发肿瘤病史，最常累及心包，其次为心肌，再次为心内膜。常见的原发肿瘤包括肺癌、乳腺癌、淋巴瘤、白血病及黑色素瘤等。心脏转移瘤的诊断主要依靠病史并结合影像学检查，单纯影像学检查鉴别困难。

（2）左心房血栓：房颤患者易形成左心房内血栓，表现为心房内低密度充盈缺损，心房内血栓与心壁多不相连，变换体位活动度大，心脏超声可以帮助鉴别。

病例 *61*

患者，男性，71岁。腹胀伴双下肢水肿10余天。患者10余天前出现腹胀，伴气短不适，3天前出现双下肢水肿，就诊于当地医院行腹部超声检查，提示：肝硬化伴腹水，肝左叶结节（2枚），胆囊结石，脾切除术后。实验室检查提示：肿瘤标志物AFP明显增高。

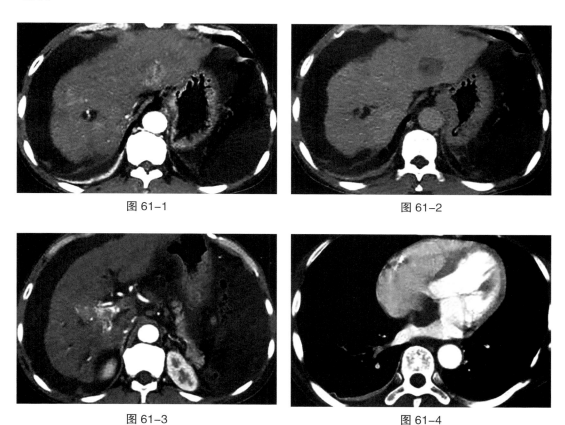

图 61-1　　　　　　　　　　　　　　图 61-2

图 61-3　　　　　　　　　　　　　　图 61-4

问题

❶ 图中有哪些异常CT表现？

❷ 该病例最可能的诊断是什么？诊断依据是什么？

❸ 该病需与哪些疾病相鉴别？

病例 61　左心房转移瘤

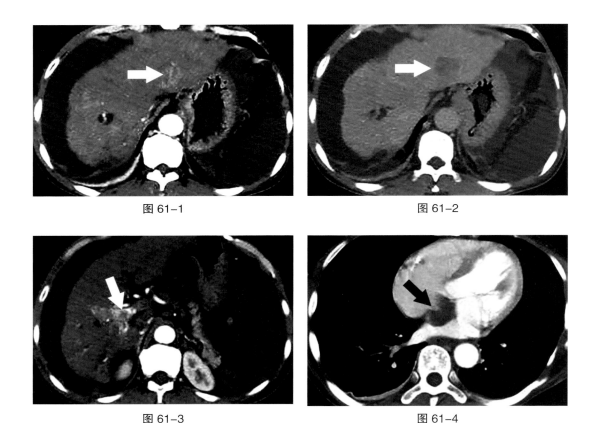

图 61-1　　　　　　　　　　　　　　　图 61-2

图 61-3　　　　　　　　　　　　　　　图 61-4

　　图 60-1 ～ 图 60-2：腹部增强 CT 动脉期及延迟期图像，肝脏体积减小，外缘呈波浪样改变，各叶比例失调，肝裂增宽，伴大量腹水。肝左外叶见异常强化结节（白箭头），强化呈"快进快出"，动脉期病灶强化高于邻近肝实质，延迟期强化减低。图 60-3：腹部增强 CT 静脉期及延迟期图像，显示门静脉右支内低密度充盈缺损（白箭头），提示栓子形成，动脉期病变见明显强化，提示该栓子为癌栓。图 60-4：胸部增强 CT 图像，显示左心房内低密度肿块（黑箭头），与房间隔宽基底相贴，病灶呈不均匀轻度强化，根据肝脏及门静脉内病灶情况，提示肝癌累及门脉致癌栓形成，继而经血行转移至左心房

问题答案

❶ 图中有哪些异常 CT 表现?

（1）肝脏呈肝硬化改变。

（2）肝左外叶异常强化结节，强化呈"快进快出"。

（3）门静脉内出现栓子，且栓子有强化。

（4）左心房内低密度肿块，与房间隔宽基底相贴，病灶呈不均匀轻度强化。

❷ 该病例最可能的诊断是什么? 诊断依据是什么?

该病例最可能的诊断为肝癌伴门静脉癌栓，左心房转移瘤，诊断依据：

（1）患者有肝硬化背景，伴大量腹水。

（2）肝脏存在富血供结节，强化特点为快进快出。

（3）肿瘤标志物 AFP 明显增高。临床及影像都高度提示肝癌。

（4）门脉右支内可见栓子，且有强化，提示癌栓形成。

（5）左心房内可见低密度肿块，结合肝癌伴门脉癌栓形成，提示肿瘤沿血行转移至心脏。

❸ 该病需与哪些疾病相鉴别?

（1）心脏黏液瘤：75% 发生在左心房，常见附着部位在卵圆窝附近。超过 90% 的黏液瘤是单发。CT 典型表现为分叶状、带蒂的低密度影（有时蒂细而不易显现），约 14% 可见钙化。CT 电影或超声心动图可见肿块有蒂连接于房间隔，其形态及位置可发生变化。

（2）左心房血栓：房颤患者极易形成左心房内血栓，表现为心房内低密度充盈缺损，非附壁血栓可见其位置明显变化。有时与心脏肿瘤鉴别困难，需结合临床资料综合判断。

拓展病例

患者，女性，73 岁。慢性咳嗽、咳痰 7 年，加重伴乏力纳差 2 个月。

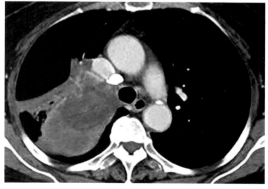

图 61-5

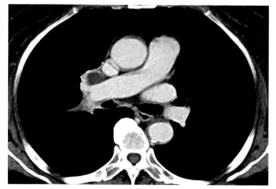

图 61-6

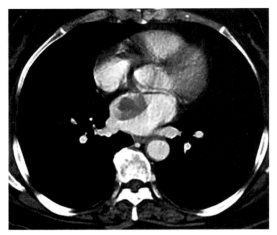

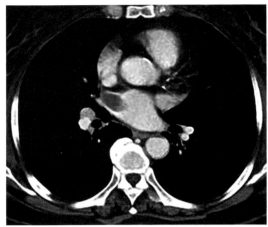

图 61-7   图 61-8

图 61-5 ~ 图 61-8：行胸部 CT 增强，发现右肺上叶不规则肿块，呈不均匀强化，内见低密度坏死，病变与邻近纵隔分界不清，侵及右上肺静脉。右上肺静脉及左心房内可见不规则低密度影，提示肺部病灶经肺静脉侵犯至左心房内

支气管镜、活检病理证实为右肺高级别肉瘤及腺样囊性癌。

知识点小结

1. 临床表现

心脏转移瘤的临床表现常不典型。包括 2 个方面：①原发肿瘤表现，因原发瘤不同而不同；②转移瘤表现，因是否有心包积液、心律失常及心功能异常而不同。

2. 发病机制与病理

心脏肿瘤是指发生在心腔或心肌内的良性或恶性肿瘤，为少见疾病，分原发肿瘤和转移瘤。原发性心脏肿瘤 3/4 为良性，最常见的是黏液瘤。原发性恶性心脏肿瘤中最常见的是各种类型的肉瘤。心脏转移瘤的发病率是原发性心脏恶性肿瘤的 20 ~ 40 倍。转移瘤最常累及心包，其次为心肌，再次为心内膜。各种恶性肿瘤均可转移至心脏及心包。心脏转移瘤以血行转移最常见，主要通过血行转移的肿瘤有子宫平滑肌瘤、肉瘤、白血病和黑色素瘤；可通过淋巴转移的肿瘤有肺癌和乳腺癌；常直接侵犯心包及心脏的肿瘤为胸部原发恶性肿瘤，如肺癌、食管癌、乳腺癌及恶性纵隔肿瘤。

3. 心脏转移瘤的诊断

主要依赖心脏超声及 CT 检查，CT 在发现原发肿瘤方面价值较大。

4. 鉴别诊断

主要与心脏原发肿瘤相鉴别，转移瘤一般需有恶性肿瘤病史及其他临床资料支持。

目录

病例 1　百草枯中毒肺损伤 …………………………………………………………… 1

病例 2　金黄色葡萄球菌肺炎 ………………………………………………………… 7

病例 3　继发性活动性肺结核 ………………………………………………………… 13

病例 4　吸入硝酸气体所致的化学性肺炎 …………………………………………… 19

病例 5　外源性过敏性肺泡炎 ………………………………………………………… 23

病例 6　肺曲霉菌病（腐生型） ……………………………………………………… 31

病例 7　病毒性肺炎 …………………………………………………………………… 39

病例 8　肺淋巴管平滑肌瘤病 ………………………………………………………… 43

病例 9　肺朗格汉斯细胞组织细胞增多症 …………………………………………… 49

病例 10　肺泡蛋白沉积症 …………………………………………………………… 55

病例 11　结节病 ……………………………………………………………………… 61

病例 12　淋巴细胞性间质性肺炎 …………………………………………………… 67

病例 13　肉芽肿性多血管炎 ………………………………………………………… 73

病例 14　脱屑性间质性肺炎 ………………………………………………………… 79

病例 15　肺挫伤 ……………………………………………………………………… 85

病例 16　肺挫裂伤 …………………………………………………………………… 89

病例 17　创伤性肺不张 ……………………………………………………………… 95

病例 18　纵隔前肠囊肿 ……………………………………………………………… 99

病例 19　膈疝 ………………………………………………………………………… 105

病例 20　食管裂孔疝 ………………………………………………………………… 111

病例 21　气管断裂 …………………………………………………………………… 115

病例 22　气管支气管异物 …………………………………………………………… 119

病例 23　气管、支气管淀粉样变性 ………………………………………………… 125

病例 24　气管、支气管复发性多软骨炎 …………………………………………… 129

病例 25　自发性食管破裂 …………………………………………………………… 133

病例 26　食管异物 …………………………………………………………………… 139

病例 27　食管壁内血肿 ……………………………………………………………… 145

病例 28　放射性食管炎 ……………………………………………………………… 151

病例 29　食管化学性烧伤 …………………………………………………………… 155

病例 30　急性纵隔炎 ··· 161

病例 31　上腔静脉综合征 ·· 167

病例 32　纤维性纵隔炎 ··· 173

病例 33　纵隔脓肿 ·· 179

病例 34　纵隔气肿 ·· 183

病例 35　肺癌侵犯纵隔 ··· 189

病例 36　胸壁结核 ·· 195

病例 37　气胸 ·· 201

病例 38　血气胸 ··· 207

病例 39　胸膜外血肿并胸椎压缩性骨折及脊髓损伤 ··· 213

病例 40　胸骨骨折 ·· 219

病例 41　肋骨骨折 ·· 223

病例 42　椎体骨折 ·· 229

病例 43　锁骨骨折 ·· 235

病例 44　肩胛骨骨折 ··· 239

病例 45　房间隔缺损 ··· 245

病例 46　室间隔缺损 ··· 249

病例 47　主动脉弓离断 ··· 253

病例 48　白塞病血管损害 ·· 261

病例 49　先天性动脉导管未闭 ··· 269

病例 50　多发性大动脉炎 ·· 275

病例 51　主动脉夹层（Stanford B 型） ·· 281

病例 52　主动脉假性动脉瘤 ··· 287

病例 53　主动脉真性动脉瘤 ··· 293

病例 54　主动脉窦瘤 ··· 297

病例 55　肺源性心脏病 ··· 301

病例 56　风湿性心脏病 ··· 305

病例 57　急性心包炎 ··· 309

病例 58　扩张型心肌病 ··· 313

病例 59　缩窄性心包炎 ··· 317

病例 60　左心房黏液瘤 ··· 321

病例 61　左心房转移瘤 ··· 327